Dehn- und Kräftigungsgymnastik

Stretching und dynamische Kräftigung

Hans Spring, Urs Illi, Hans-Ruedi Kunz
Karl Röthlin, Werner Schneider
Thomas Tritschler

Geleitwort von Hans Howald

105 Abbildungen
3 Tabellen

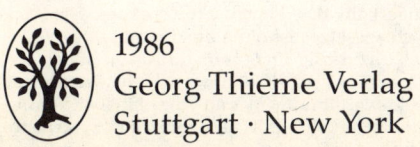

1986
Georg Thieme Verlag
Stuttgart · New York

Dr. med. Hans Spring
Rheumaklinik
CH-3954 Leukerbad

Urs Illi
Schweiz. Verband
für Sport in der Schule
ETH-Zentrum
CH-8092 Zürich

Dr. Hans-Ruedi Kunz
Laboratorium für
Biomechanik, ETH-Zentrum
CH-8092 Zürich

Karl Röthlin
Physiotherapeut
Hallenbad Oerlikon
CH-8050 Zürich

Dr. med. Werner Schneider
Hauptstraße 39
CH-8280 Kreuzlingen

Thomas Tritschler
Leiter der Physiotherapie-
schule, Kantonsspital
CH-8208 Schaffhausen

Abbildungen:
Gabriela Kupferschmidt

**CIP-Kurztitelaufnahme
der Deutschen Bibliothek**

Dehn- und Kräftigungsgymnastik :
Stretching u. dynam. Kräftigung / Hans
Spring . . . Geleitw. von Hans Howald.
[Abb.: Gabriela Kupferschmidt] – Stuttgart ;
New York : Thieme, 1986.
NE: Spring, Hans [Mitverf.]

Wichtiger Hinweis: Medizin als Wissenschaft ist ständig im Fluß. Forschung und klinische Erfahrung erweitern unsere Kenntnisse, insbesondere was Behandlung und medikamentöse Therapie anbelangt. Soweit in diesem Werk eine Dosierung oder eine Applikation erwähnt wird, darf der Leser zwar darauf vertrauen, daß Autoren, Herausgeber und Verlag größte Mühe darauf verwandt haben, daß diese Angabe genau dem **Wissensstand bei Fertigstellung des Werkes** entspricht. Dennoch ist jeder Benutzer aufgefordert, die Beipackzettel der verwendeten Präparate zu prüfen, um in eigener Verantwortung festzustellen, ob die dort gegebene Empfehlung für Dosierungen oder die Beachtung von Kontraindikationen gegenüber der Angabe in diesem Buch abweicht. Das gilt besonders bei selten verwendeten oder neu auf den Markt gebrachten Präparaten und bei denjenigen, die vom Bundesgesundheitsamt (BGA) in ihrer Anwendbarkeit eingeschränkt worden sind.

© 1986 Georg Thieme Verlag
Rüdigerstraße 14
D-7000 Stuttgart 30
Printed in Germany

Satz: Kittelberger, Reutlingen
(System Linotype 202)
Druck: Druckhaus Dörr
Ludwigsburg

ISBN 3-13-691001-X

1 2 3 4 5 6

Geleitwort

Die Sportmedizin wird auch heute noch zu häufig als rein therapeutisches Fach verstanden. Mit zunehmender Trainingsintensität und gesteigertem Trainingsumfang wächst jedoch eindeutig das Bedürfnis nach präventiven Maßnahmen zur Vorbeugung von Überbelastungen und sogenannten Sportschäden am Bewegungsapparat des Sportlers. Die manuelle Medizin hat Methoden zur Erkennung und Korrektur von Muskelfunktionsstörungen ausgearbeitet, und zwar lange bevor Dehngymnastik im Sport unter dem Schlagwort »Stretching« bekannt geworden ist.

Das Autorenteam des vorliegenden Buches hat diese Techniken seit Jahren konsequent in die Praxis der Betreuung von Spitzenathleten in verschiedenen Sportarten eingeführt und meistens mit bestem Erfolg angewandt. Es ist den Autoren auch gelungen, ihre praktischen Erfahrungen in gut verständlicher und sehr anschaulicher Weise zusammenzufassen. Das Schwergewicht wird dabei in erster Linie auf die praktischen Übungen zur Dehnung und Kräftigung der einzelnen Muskelgruppen gelegt. Der interessierte Leser kann aber die theoretischen Grundlagen aus Anatomie und Physiologie im Anhang des Buches finden.

Ich möchte wünschen, daß das Buch in der Sportpraxis eine möglichst große Verbreitung findet. Es wäre schön, wenn dank des von den Autoren beschriebenen Programms in Zukunft weniger einseitig trainierte Muskelgruppen beobachtet werden müßten und so die Häufigkeit von Sportverletzungen und Sportschäden reduziert werden könnte. Dank des vorliegenden Buches verfügt nun prinzipiell jeder Sportler über geeignete Anweisungen. Er sollte sich aber bewußt sein, daß er die Übungen auch regelmäßig durchführen muß, denn das Dehnen und Kräftigen kann ihm natürlich das Buch nicht abnehmen!

Magglingen,
im August 1986

PD Dr. med. *Hans Howald*
Forschungsinstitut der
Eidg. Turn- und Sportschule
CH-2532 Magglingen

Vorwort

Die unter dem Begriff »*Stretching*« bekannt gewordene Dehngymnastik nimmt in den letzten Jahren in Sport und Rehabilita-
tion einen hohen Stellenwert ein.

Die in der Literatur vorhandenen theoretischen und praktischen Grundlagen sind mannigfaltig. Das hier vorgestellte Kon-
zept umfaßt sowohl theoretische Grundlagen wie auch ganz
besonders praktische Anweisungen zur Ausübung dieser Dehn-
und Kräftigungsgymnastik. Es richtet sich an den Sportler selber
wie auch an den in der Ausbildung oder Betreuung tätigen
Trainer, Turnlehrer, Sportlehrer, Physiotherapeuten, Kranken-
gymnasten oder Arzt.

Die Zusammensetzung des Autorenteams aus zwei in der
Sportmedizin und der manuellen Medizin aktiven Ärzten, zwei
in den gleichen Fachgebieten tätigen Physiotherapeuten, einem
Zehnkampftrainer mit Doktorat in der Biomechanik und einem
in der Turn- und Sportlehrerausbildung engagierten Turnlehrer
gewährleistet eine kompetente und umfassende Beantwortung
der zu diesem Thema aufgeworfenen Fragen.

Durch Einführung der Begriffe »muskuläre Dysbalance« und
»neuromuskuläre Dehntechniken« werden neue wesentliche
Aspekte der Dehn- und Kräftigungsgymnastik im Sport vorgestellt. Die sportwissenschaftlichen und neurophysiologischen
Gesichtspunkte werden in dieser Gymnastik gebührend berücksichtigt. Das Ziel dieser Gymnastik ist es, ein muskuläres Gleichgewicht zu erreichen und zu erhalten, um so die Verletzungsanfälligkeit und das Auftreten von Sportschäden zu vermindern
und eine höhere Leistungsfähigkeit zu erzielen.

In einem ersten praktischen Teil werden alle Grundlagen, die
für ein richtiges Ausführen der Dehn- und Kräftigungsgymnastik notwendig sind, dargestellt. Auf den theoretischen Hinter-
grund zum Themenkreis Muskeldehnung und Kräftigung wird
in einem zweiten Teil eingegangen.

Wir möchten es nicht unterlassen, unserer Grafikerin Frau *G. Kupferschmidt* für die wertvolle Mitarbeit zu danken, lebt doch gerade dieses Gymnastikbuch von der modernen und leicht verständlichen Grafik. Wir danken dem Thieme-Verlag, insbesondere Herrn *A. Menge* und seinen Mitarbeitern, für die Unterstützung.

Leukerbad,   *H. Spring, U. Illi, H. R. Kunz*
im August 1986   *K. Röthlin, W. Schneider*
                                    T. Tritschler

Inhaltsverzeichnis

Einleitung

Jede körperliche Leistung setzt sich aus einem oder mehreren der konditionellen Grundfaktoren Kraft, Ausdauer, Beweglichkeit, Schnelligkeit und Koordination zusammen. Je komplexer die sportliche Tätigkeit ist, um so mehr dieser Konditionsfaktoren sind dabei beteiligt und können leistungsbegrenzend Einfluß nehmen (Abb. 1).

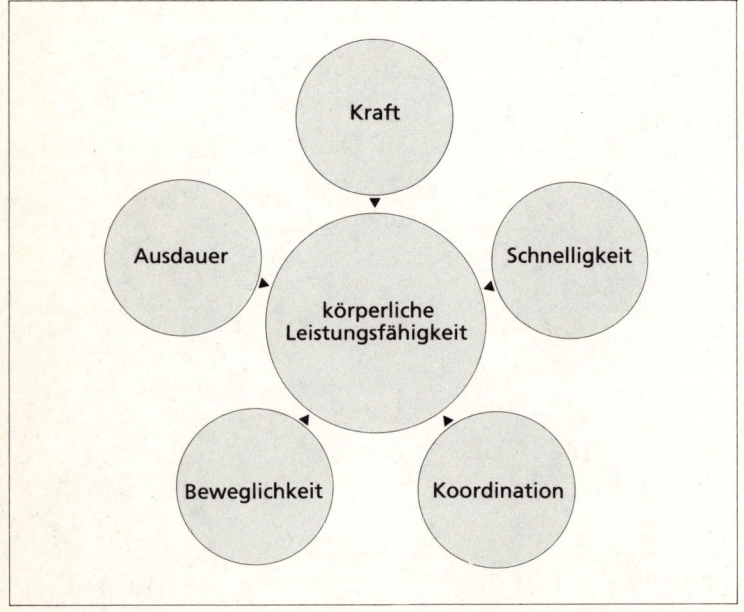

Abb. 1 Konditionelle Grundfaktoren der körperlichen Leistungsfähigkeit

Natürlich wird die sportliche Leistungsfähigkeit auch durch andere Faktoren maßgebend beeinflußt, seien das nun die Konstitution, die psychischen Eigenschaften oder technische und taktische Fähigkeiten. Darauf wird in diesem Zusammenhang aber nicht weiter eingegangen.

Jeder Konditionsfaktor kann gezielt trainiert werden. Die jeweilige Gewichtung der einzelnen Faktoren im Training hängt vom Anforderungsprofil der ausgeübten Sportart ab.

Der Fitness-Sportler wird sich auf die Förderung der Faktoren Ausdauer, Kraft und Beweglichkeit beschränken können. Ein so zusammengestelltes Training gewährleistet eine umfassende Verbesserung der körperlichen Leistungsfähigkeit (Abb. 2).

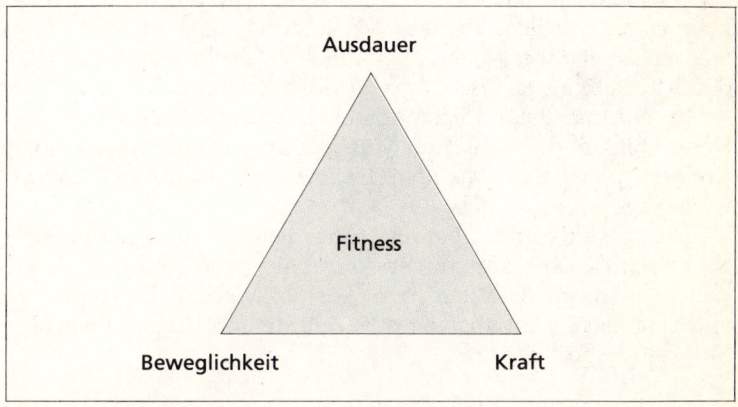

Abb. 2 Für das Erreichen einer guten Fitness wesentliche Konditionsfaktoren

Aber auch jeder Athlet mit höher gesteckten Zielen kommt – unabhängig von seiner Sportart – um ein Basistraining von Ausdauer, Kraft und Beweglichkeit nicht herum.

Es ist ein Anliegen dieses Buches, bei der Verbesserung zweier dieser Faktoren – Beweglichkeit und Kraft – eine Hilfe zu bieten.

Dabei wird gezielt Einfluß auf einzelne Muskelgruppen genommen, da die Erfahrung zeigt, daß beim üblichen Beweglichkeits- und Krafttraining oft Muskelgruppen »vergessen« oder zumindest nicht richtig trainiert werden. Und gerade solche »vergessene« und nicht richtig trainierte Muskeln können Anlaß zu Beschwerden am Bewegungsapparat oder aber auch Ursache für eine verminderte Leistungsfähigkeit sein.

Das nicht richtig oder ungenügend ausgeführte Beweglichkeits- und Krafttraining wird sich auf zwei Arten äußern:

Einerseits sind die Muskeln zu finden, die eine verminderte Länge oder Dehnfähigkeit – also eine *Verkürzung* – aufweisen, andererseits solche, die eine verminderte Kraft – eine *Abschwächung* – zeigen.

Als Ursache für die unterschiedliche Reaktion der einzelnen Muskeln im Sinn einer Verkürzung oder Abschwächung ist neben entwicklungsgeschichtlichen Faktoren vor allem die unterschiedliche Nervenversorgung der entsprechenden Muskeln verantwortlich. Die zur Verkürzung neigenden Muskeln werden als *tonische Muskulatur,* die zur Abschwächung neigenden Muskeln als *phasische Muskulatur* bezeichnet.

Im Normalzustand besteht sowohl eine normale Länge und Dehnfähigkeit der tonischen Muskulatur wie auch eine normale Kraft der phasischen Muskeln. Es liegt ein muskuläres Gleichgewicht vor.

Durch Fehl- und Überbelastung des Bewegungsapparates, aber auch durch Verletzungen und fehlerhafte Trainingsmethoden kann dieses Gleichgewicht gestört werden. Es kommt zu einer *muskulären Dysbalance* mit verkürzten und abgeschwächten Muskeln (Abb. 3).

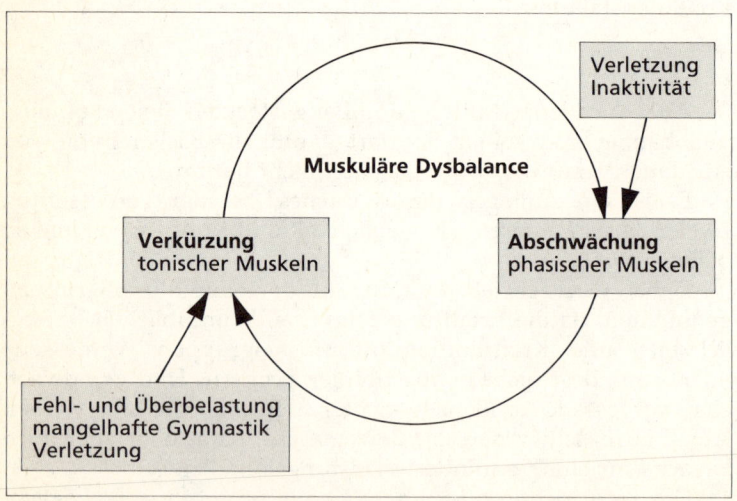

Abb. 3   Muskuläre Dysbalance

Bei dieser muskulären Dysbalance handelt es sich um einen typischen Teufelskreis: Die Verkürzung unterhält die Abschwächung, und umgekehrt unterhält die Abschwächung die Verkürzung. Häufig kann der auslösende Faktor zu einem späteren Zeitpunkt nicht mehr herausgefunden werden.

Ein solches Muskelungleichgewicht wird beim Sportler sehr oft angetroffen. Als Gründe dafür stehen einseitige Fehl- und Überbelastungen und nicht allzu selten eine mangelhafte Gymnastik im Vordergrund.

Die muskuläre Dysbalance setzt die Belastbarkeit des Bewegungsapparates herab. Die Verletzungsanfälligkeit der Muskulatur wird erhöht: Es kommt vermehrt zu Muskelzerrungen, Sehnenansatzbeschwerden treten gehäuft auf. Gelenke und Wirbelsäule werden durch das gestörte Muskelspiel überlastet und reagieren mit Reizzuständen. Das muskuläre Ungleichgewicht beeinflußt die Leistungsfähigkeit negativ.

Durch eine gezielte Dehn- und Kräftigungsgymnastik läßt sich die muskuläre Dysbalance mit all ihren negativen Folgen beheben oder im vorbeugenden Sinn verhindern (Abb. 4). Die in diesem Buch vorgestellten Dehn- und Kräftigungsübungen sind nach solchen Gesichtspunkten ausgesucht.

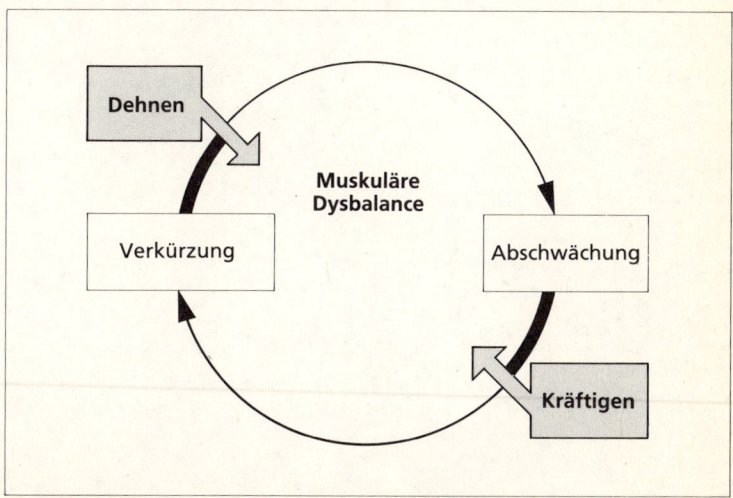

Abb. 4   Beeinflussung der muskulären Dysbalance

Anleitung zur Dehn- und Kräftigungsgymnastik

Die Dehn- und Kräftigungsgymnastik wird in zwei Abschnitte gegliedert:

1. Basisprogramm (»Top Ten«),
2. systematisches Übungsprogramm.

Der Theorieteil im letzten Teil des Buches dient dem besseren Verständnis der Übungen, ist aber keine Voraussetzung für deren erfolgreiche Durchführung.

Basisprogramm (»Top Ten«)

Das Basisprogramm enthält 10 Stretching-Übungen mit Berücksichtigung der wichtigsten Muskelgruppen. Die Übungen sind so ausgewählt, daß sie überall im Stehen ohne Hilfsmittel ausgeführt werden können. Dank dieses Minimalprogramms kann mit kleinem zeitlichem Aufwand eine gezielte Dehngymnastik absolviert werden, die die wichtigsten Muskeln gebührend berücksichtigt.

Wenn bei diesem Basisprogramm bei irgendeiner Muskelgruppe Probleme auftreten, sollten zusätzlich Übungen aus dem systematischen Übungsprogramm gewählt oder einzelne Übungen ersetzt werden. Eine normale Dehnfähigkeit ist nur dann zu erreichen, wenn die entsprechende Muskelgruppe genügend intensiv mit verschiedenen Übungen gedehnt wird.

Kräftigungsübungen müssen das Basisprogramm ergänzen. Ihre Auswahl erfolgt nach sportartspezifischen Kriterien. Eine gezielte Kräftigung der Rumpfmuskulatur ist immer nötig.

Ziel der Top Ten
Erhalten des muskulären Gleichgewichtes.

Systematisches Übungsprogramm

Systematisch wird dieses Programm deshalb bezeichnet, weil darin zu allen Muskelgruppen Dehn- und Kräftigungsübungen vorgestellt werden. Zum besseren Verständnis ist die Anatomie und Funktion der entsprechenden Hauptmuskeln dargestellt.

Medizinische, funktionelle und sportartspezifische Hinweise erweitern die Information.

Die Kräftigungsübungen sind als Partnerübungen dargestellt. Viele lassen sich in gleicher Form, andere in abgewandelter Ausführung auch ohne Partner durchführen. Die gewählte Krafttrainingsmethode ist die des dynamisch langsamen Krafttrainings.

Die Dehnübungen lassen sich nach drei Techniken ausführen: *Passives statisches Dehnen, aktives statisches Dehnen* und *Anspannungs-Entspannungs-Dehnen.* Die passive statische Form ist für die tägliche Gymnastik zur Erhaltung einer normalen Muskellänge ausreichend. Beim Vorliegen einer muskulären Dysbalance wird mit Vorteil das Anspannungs-Entspannungs-Dehnen und das aktive statische Dehnen ins Gymnastikprogramm eingebaut. Dabei gilt der Leitsatz: *Dehnen kommt vor Kräftigen.*

Ziel des systematischen Übungsprogramms

Individuelles Zusammenstellen eines gezielten Gymnastikprogramms zum Erreichen und Erhalten des muskulären Gleichgewichtes.

Wie dehnen?

Passives statisches Dehnen

Nehmen Sie die abgebildete Dehnstellung ein.

Ändern Sie langsam die Position in Richtung der Pfeile, die Dehnung wird dadurch verstärkt.

Vermeiden Sie ruckartige Bewegungen (kein Wippen!).

Ein leichtes Ziehen im zu dehnenden Muskel ist normal.

Halten Sie diese Stellung 15–30 Sekunden.

Atmen Sie dabei regelmäßig und ruhig.

Versuchen Sie, sich zu entspannen.

Anspannungs-Entspannungs-Dehnen

Nehmen Sie die abgebildete Dehnstellung ein.

Spannen Sie den Muskel 3–7 Sekunden gegen Widerstand an (isometrische Anspannung).

Anschließend entspannen Sie den Muskel und dehnen ihn während 10 Sekunden weiter.

In dieser neuen Dehnstellung beginnen Sie wieder mit der isometrischen Anspannung mit nachfolgender Entspannung und Dehnung.

Dieser Vorgang wird 2- bis 3mal wiederholt.

Aktives statisches Dehnen

Nehmen Sie die abgebildete Dehnstellung ein.

Spannen Sie langsam den Gegenspieler (Antagonisten) an, die Dehnung wird dadurch aktiv verstärkt.

Vermeiden Sie ruckartige Bewegungen.

Ein leichtes Ziehen im zu dehnenden Muskel ist normal.

Halten Sie die erreichte Stellung 10–20 Sekunden.

Atmen Sie dabei regelmäßig und ruhig.

Versuchen Sie, sich zu entspannen.

Wie kräftigen?

Dynamisch langsames Krafttraining

Nehmen Sie die abgebildete Ausgangsstellung ein. Überwinden Sie durch Muskelanspannung den nachgebenden Widerstand des Partners mit einer langsamen gleichbleibenden Bewegungsgeschwindigkeit.

Wechseln Sie am Ende der Anspannung die Bewegungsrichtung. Sie bremsen jetzt die vom Partner ausgeführte Gegenbewegung. Am Ende der Gegenbewegung beginnen Sie wieder mit der überwindenden Muskelanspannung.

Wiederholen Sie diesen Bewegungsablauf 10mal.

Machen Sie davon 2–3 Serien mit dazwischenliegenden Pausen.

Wann dehnen?

Dehnen Sie regelmäßig! Nur eine richtig und oft durchgeführte Dehngymnastik hat die gewünschte Wirkung.

Dehnen Sie bei folgenden Gelegenheiten:

– alltägliche Gymnastik,
– Einlaufen,
– Auslaufen,
– Erholungsphase nach einer starken körperlichen Belastung (am Tag danach),
– Beweglichkeitstraining.

Beachten Sie die Reaktion Ihres Körpers auf die Dehngymnastik. Je nach Konstitution, Trainingszustand und betriebener Sportart werden Sie den für Sie persönlich günstigen Zeitpunkt zur Durchführung der Dehngymnastik mit der Zeit herausfinden.

Wann kräftigen?

Die hier vorgestellte Kräftigungsgymnastik ist eine Ergänzung der Dehngymnastik. Sie erreichen dadurch eine optimale, ausgewogene Leistungsfähigkeit Ihrer Muskeln und verhindern so das Auftreten einer muskulären Dysbalance. Ausgewählte Kräftigungsübungen gehören in die alltägliche Gymnastik. Selbstverständlich können Sie diese Kräftigungsübungen jederzeit durch andere sportartspezifische Übungen ergänzen.

Basisprogramm »Top Ten«

10 Dehnübungen
für die wichtigsten
Muskelgruppen
ohne Hilfsmittel
überall durchführbar

Top Ten 1

*Hintere
Unterschenkel-
muskulatur*

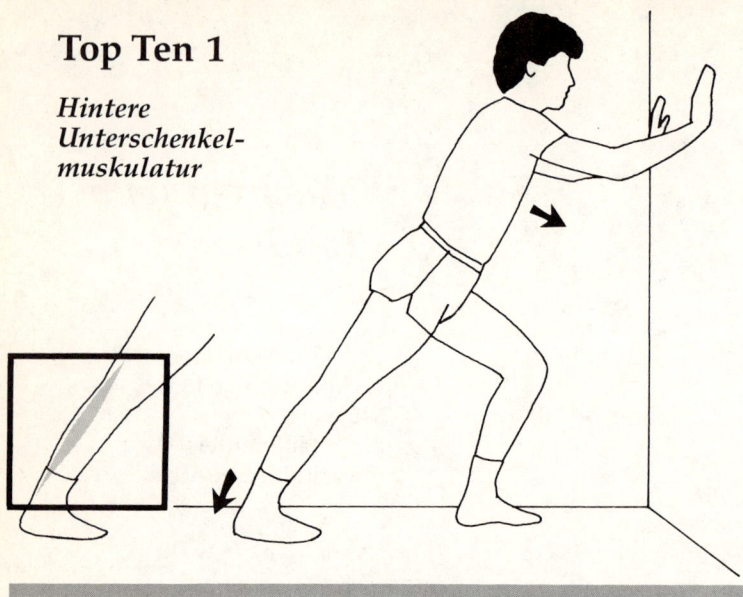

🖌 Ferse auf den Boden drücken

🖌 Körper gleichmäßig nach vorne neigen

Siehe auch Seiten 30–34 im systematischen Übungsprogramm

Top Ten 2

*Vordere
Oberschenkel-
muskulatur*

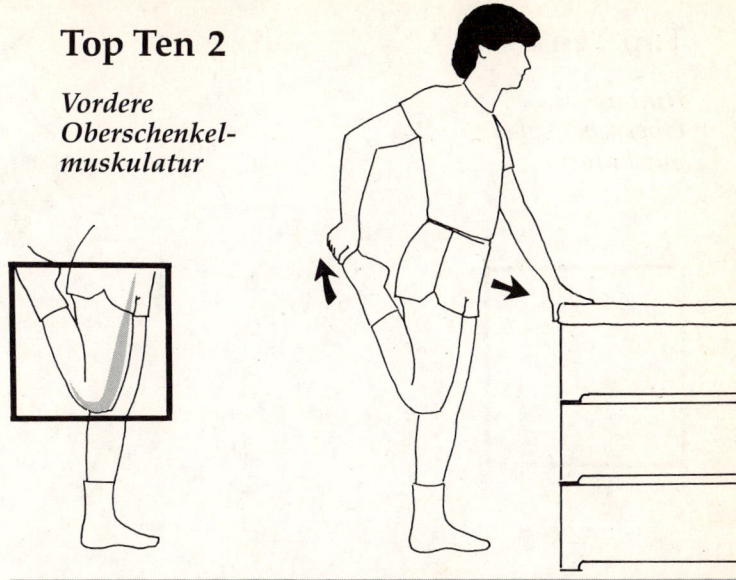

↑ Fuß gegen Gesäß ziehen

↘ Becken vorschieben

Siehe auch Seiten 35–42 im systematischen Übungsprogramm

Top Ten 3

*Hintere
Oberschenkel-
muskulatur*

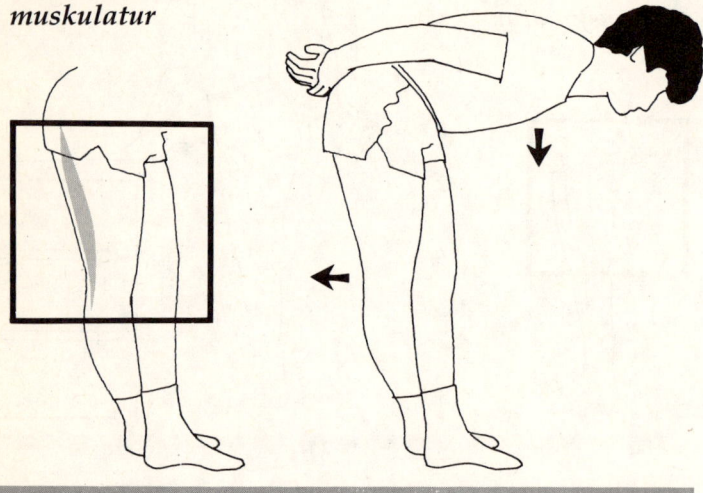

← Knie strecken

↓ Oberkörper nach vorne neigen

Siehe auch Seiten 43–49 im systematischen Übungsprogramm

Top Ten 4

*Vordere
Hüftmuskulatur*

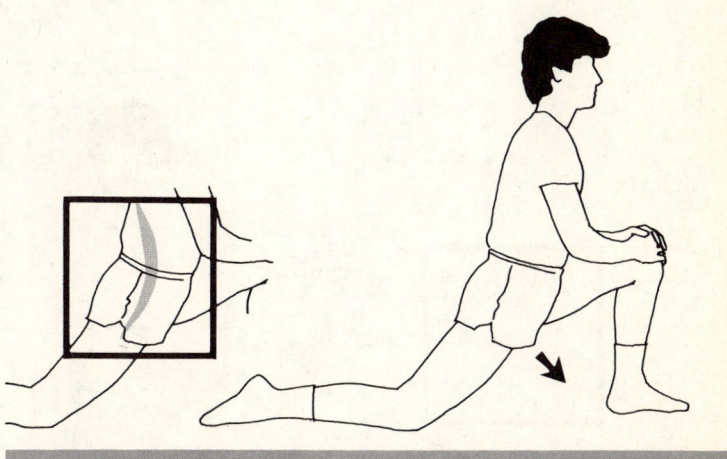

↘ Hüfte nach vorne abwärts drücken

Siehe auch Seiten 50–55 im systematischen Übungsprogramm

Top Ten 5

*Innere
Hüftmuskulatur*

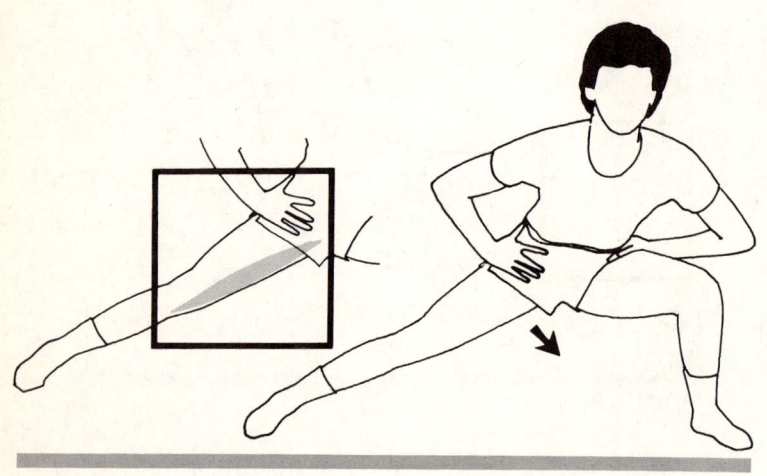

↘ Becken schräg nach unten schieben

Siehe auch Seiten 56–60 im systematischen Übungsprogramm

Top Ten 6

*Hintere
Hüftmuskulatur*

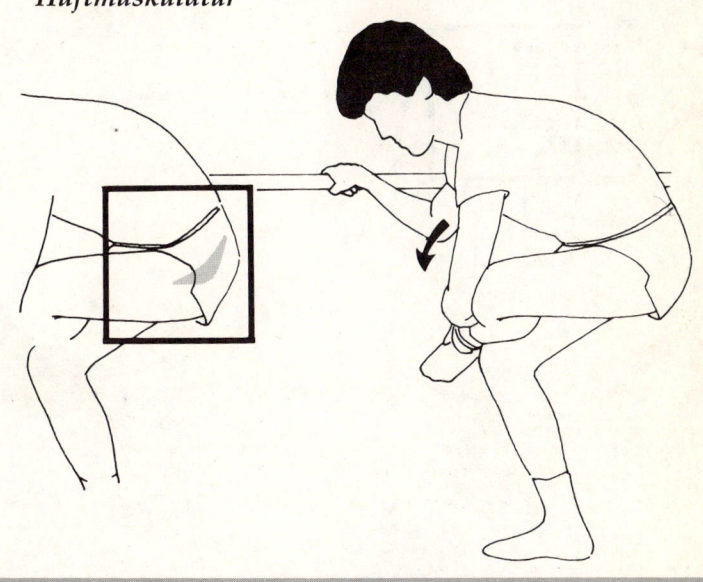

✔ Oberkörper nach vorne neigen

Siehe auch Seiten 61–71 im systematischen Übungsprogramm

Top Ten 7

Rückenmuskulatur

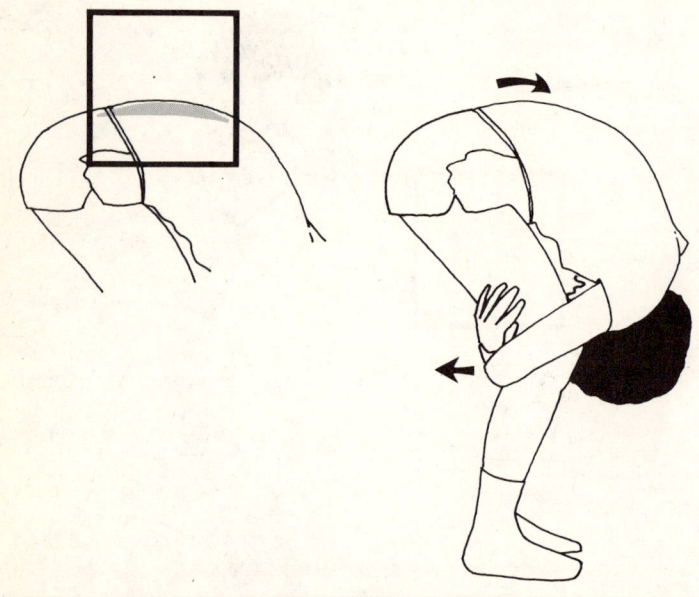

← Knie strecken

➔ Rundrücken verstärken

Siehe auch Seiten 72–76 im systematischen Übungsprogramm

Top Ten 8

Seitliche Rumpfmuskulatur

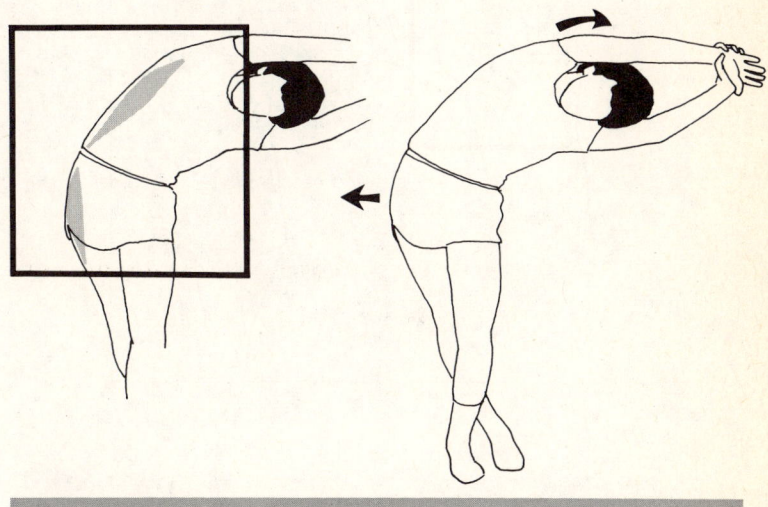

← Hüfte seitwärts schieben

→ Rumpf zur Gegenseite ziehen

Siehe auch Seiten 81–84 im systematischen Übungsprogramm

Top Ten 9

Brustmuskulatur

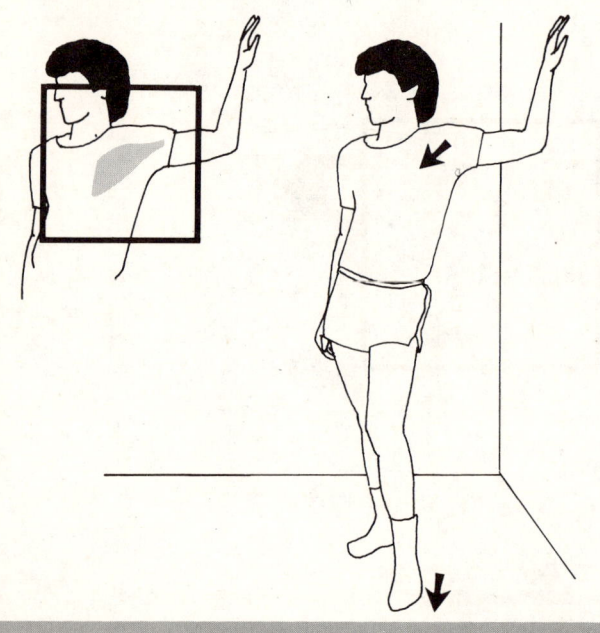

↯ Mit gleichseitigem Bein Schritt nach vorne

↙ Schulter nach vorne verlagern

Siehe auch Seiten 85–88 im systematischen Übungsprogramm

Top Ten 10

*Schultergürtel-
muskulatur*

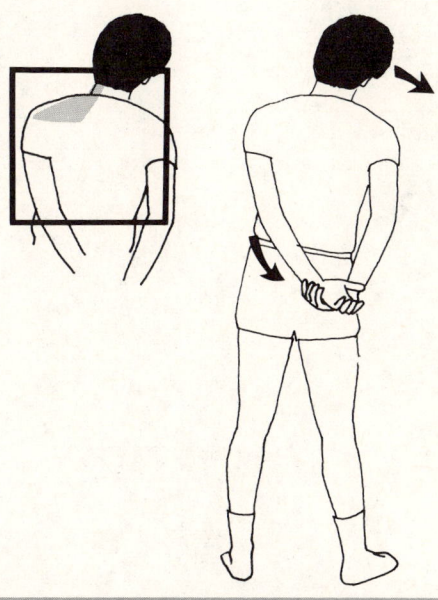

↘ Kopf zur Gegenseite neigen

↘ Arm nach unten ziehen

Siehe auch Seiten 89–93 im systematischen Übungsprogramm

Systematisches Übungsprogramm

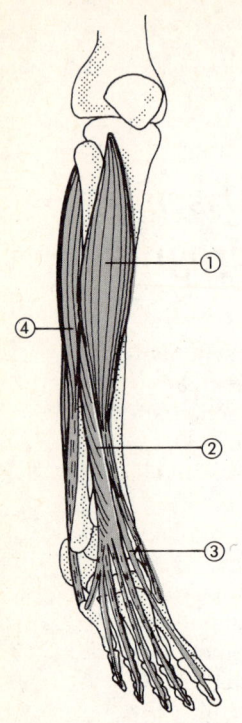

Vordere Unterschenkel- muskulatur

① M. tibialis anterior – vorderer Schienbeinmuskel

② M. extensor digitorum longus – langer Zehenstrecker

③ M. extensor hallucis longus – langer Großzehenstrecker

④ M. peronaeus longus und brevis – langer und kurzer Wadenbeinmuskel

Funktion
① ② ③

– Dorsalflexion (Heben) des Fußes
– Supination des Fußes
  (Anheben des inneren Fußrandes)

Funktion
④

– Pronation des Fußes
  (Anheben des äußeren Fußrandes)
– Plantarflexion (Senken) des Fußes

Hinweise
- Der M. tibialis anterior bildet mit dem M. peronaeus longus eine steigbügelartige Schlinge, die das Quergewölbe des Fußes unterstützt.

- Der Fuß wird bei sportlicher Betätigung stark belastet. Seine normale Funktion (Fortbewegung, Stoßdämpfung) ist nur dann gewährleistet, wenn die den Fuß stabilisierende Muskulatur genügend gekräftigt wird. Entsprechend wichtig ist eine regelmäßige Fußgymnastik!

- Eine gezielte Kräftigung der Mm. peronaei ist besonders dann nötig, wenn die Tendenz zu häufigen Verstauchungen der Sprunggelenke durch Übertreten des Fußes nach außen (Supinationstrauma) besteht.

*Vordere
Unterschenkel-
muskulatur*

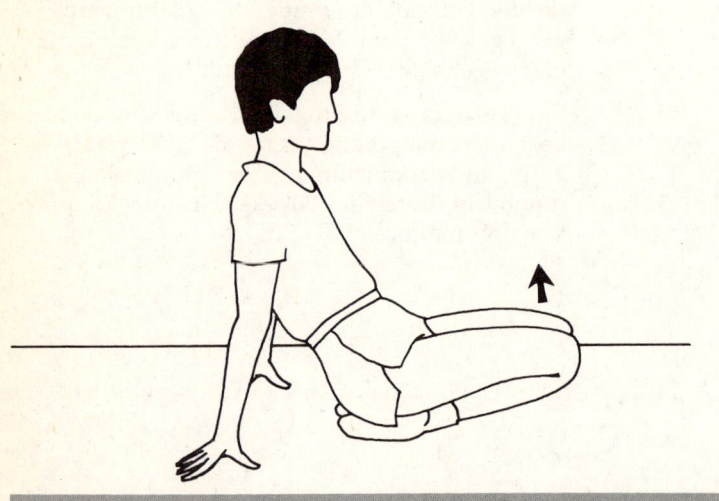

Technik	Passives statisches Dehnen
Ausführung	↑ Leichtes Anheben der Knie
Hinweise	– Bei dieser Übung kommt die vordere Gelenkkapsel des oberen Sprunggelenkes rasch unter Zugspannung. Die Dehnung muß deshalb sorgfältig dosiert werden.
	– Bei der Dehnübung auf S. 37 (vordere Oberschenkelmuskulatur) wird die vordere Unterschenkelmuskulatur ebenfalls gedehnt.

*Vordere
Unterschenkel-
muskulatur*

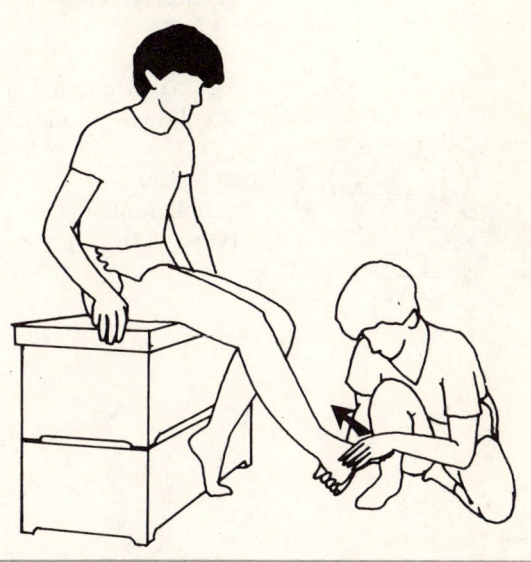

Technik	Dynamisch langsames Kräftigen
Ausführung	↖ Fuß heben
Hinweis	– Durch Heben des äußeren Fußrandes bei gebeug-ten Zehen werden gezielt die Mm. peronaei (Wadenbeinmuskeln) gekräftigt. Diese Kräfti-gungsübung ist zum Vorbeugen von Sprung-gelenksverstauchungen besonders wichtig.

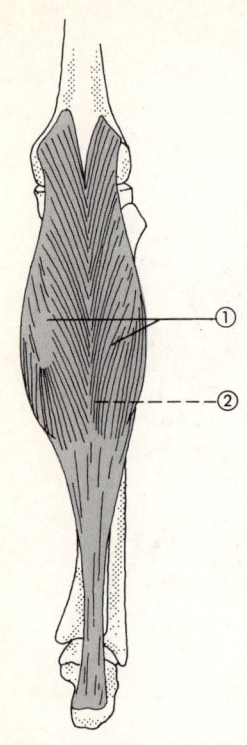

Hintere Unterschenkel- muskulatur

① M. gastrocnemius –
Zwillingswadenmuskel

② M. soleus –
Schollenmuskel
(verdeckt)

Funktion – Plantarflexion (Senken) des Fußes
– Supination des Fußes (Anheben des inneren Fuß-
randes)
– Kniebeugung (M. gastrocnemius)

Hinweise

– Der M. gastrocnemius und der darunterliegende M. soleus werden zusammen als M. triceps surae (dreiköpfiger Wadenmuskel) bezeichnet.

– Der M. triceps surae reagiert tonisch und neigt zu Verkürzung.

– Der M. gastrocnemius ist ein zweigelenkiger Muskel. Die optimale Dehnung erfolgt bei gestrecktem Knie.

– Der M. soleus ist ein eingelenkiger Muskel. Er wird gezielt bei gebeugtem Knie gedehnt.

– Der M. triceps surae ist der stärkste Supinator des Fußes (Heber des inneren Fußrandes). In verkürztem Zustand ist die Gefahr des Übertretens des Fußes nach außen (Supinationstrauma) erhöht.

– Bei Achillessehnenschmerzen (Achillodynie) gehören Dehnübungen für den M. triceps surae mit ins Behandlungskonzept.

*Hintere
Unterschenkel-
muskulatur*

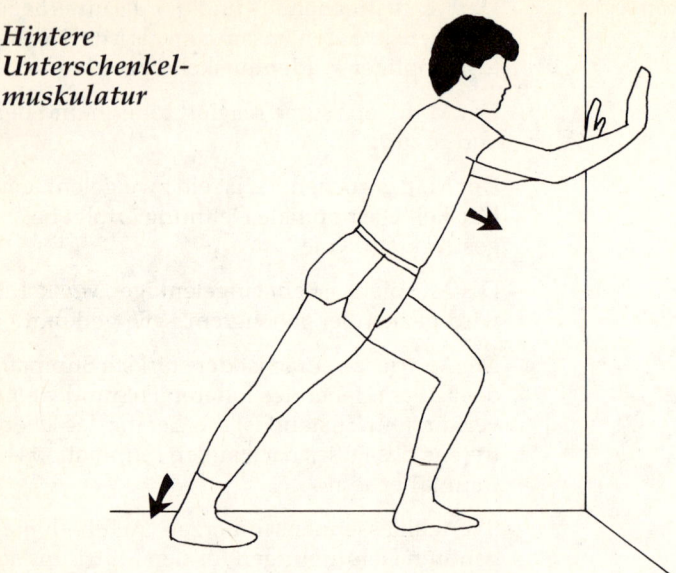

Technik	Passives statisches Dehnen
Ausführung	↙ Ferse auf den Boden drücken
	↘ Körper gleichmäßig nach vorne neigen
Hinweis	– Durch Beugen des Kniegelenkes wird bei sonst gleicher Ausführung gezielt die tiefe Waden-muskulatur (M. soleus) gedehnt.

*Hintere
Unterschenkel-
muskulatur*

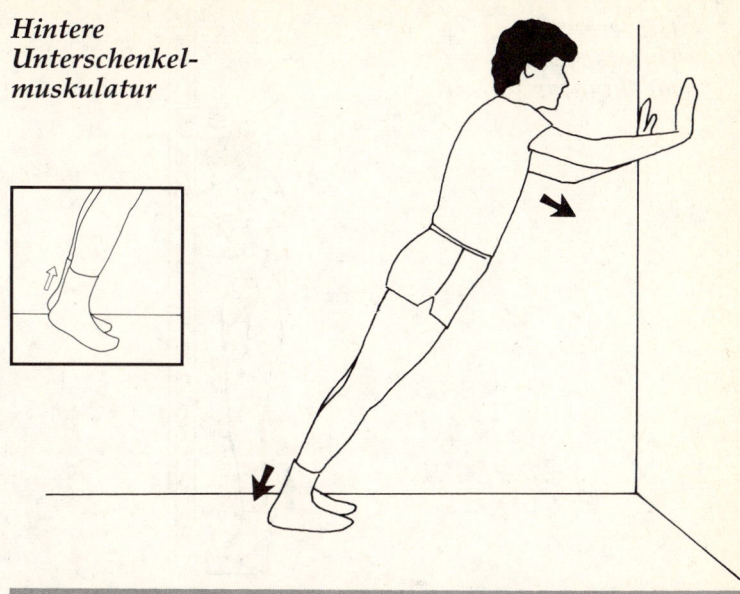

Technik	Anspannungs-Entspannungs-Dehnen
Ausführung	⇑ Zehenstand (3–7 Sek. isometrisch spannen)
	Entspannen
	⬇ Fersen auf den Boden drücken
	⬊ Ellbogen biegen und Körper nach vorne neigen (10 Sek. dehnen)
	2- bis 3mal wiederholen
Hinweis	– Bei gebeugten Knien werden vor allem die tiefen Wadenmuskeln (Mm. solei) gedehnt.

*Hintere
Unterschenkel-
muskulatur*

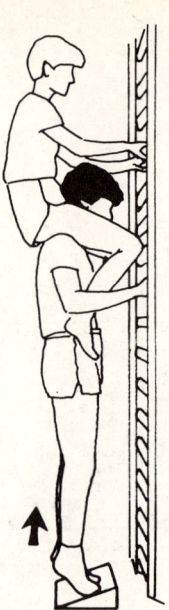

Technik	Dynamisch langsames Kräftigen
Ausführung	↑ Zehenstand
Hinweise	– Eine Schrägstellung der Standfläche erlaubt einen größeren Bewegungsumfang im oberen Sprunggelenk.
	– Die Knie bleiben gestreckt.
	– Zur Steigerung der Belastung kann die Übung einbeinig ausgeführt werden.

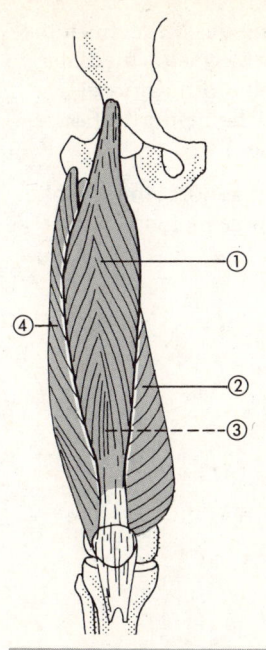

Vordere Oberschenkel- muskulatur

① M. rectus femoris – gerader Schenkelmuskel

② M. vastus medialis – innerer Schenkelmuskel

③ M. vastus intermedius – mittlerer Schenkelmuskel (verdeckt)

④ M. vastus lateralis – äußerer Schenkelmuskel

Funktion
– Kniestreckung
– Hüftbeugung (M. rectus femoris)

Hinweise
– Der M. rectus femoris und die Mm. vasti medialis, intermedius und lateralis bilden den M. quadriceps femoris (vierköpfiger Schenkelstrecker).

– Der M. rectus femoris ist zweigelenkig. Er reagiert tonisch und neigt zu Verkürzung.

– Der M. vastus medialis ist ausgesprochen phasisch und reagiert sehr häufig gerade bei Knieverletzungen mit einer Abschwächung.

– Die gleichzeitige Verkürzung des M. rectus femoris und Abschwächung des M. vastus medialis kann Ursache oder auch Folge von Knorpelerkrankungen an der Kniescheibenhinterfläche (Chondropathia patellae) sein.

– Bei Kniescheibenproblemen gehört eine gezielte Dehn- und Kräftigungsgymnastik ins Behandlungskonzept.

*Vordere
Oberschenkel-
muskulatur*

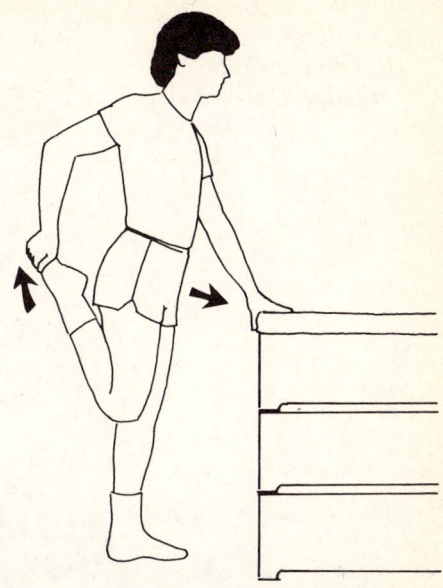

Technik	Passives statisches Dehnen
Ausführung	↑ Fuß gegen Gesäß ziehen
	↘ Becken vorschieben
Hinweise	– Durch den Zugriff am Vorfuß wird gleichzeitig die vordere Unterschenkelmuskulatur gedehnt.
	– Ein hohles Kreuz als Ausweichbewegung soll vermieden werden.

*Vordere
Oberschenkel-
muskulatur*

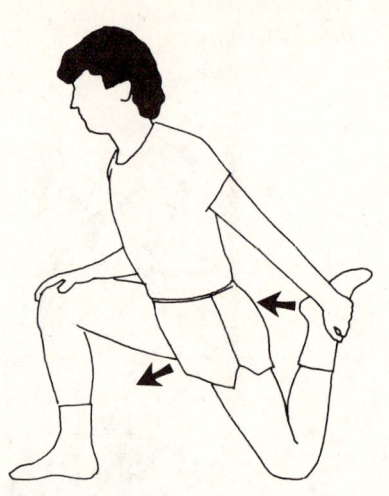

Technik	Passives statisches Dehnen
Ausführung	↙ Hüfte vorwärts schieben
	← Ferse gegen Gesäß ziehen
Hinweise	– Um eine stabile Stellung zu gewährleisten, kann mit der freien Hand auf der Unterlage abgestützt werden.
	– Eine weiche Unterlage unter dem aufgestützten Knie verhindert unangenehme Druckschmerzen.

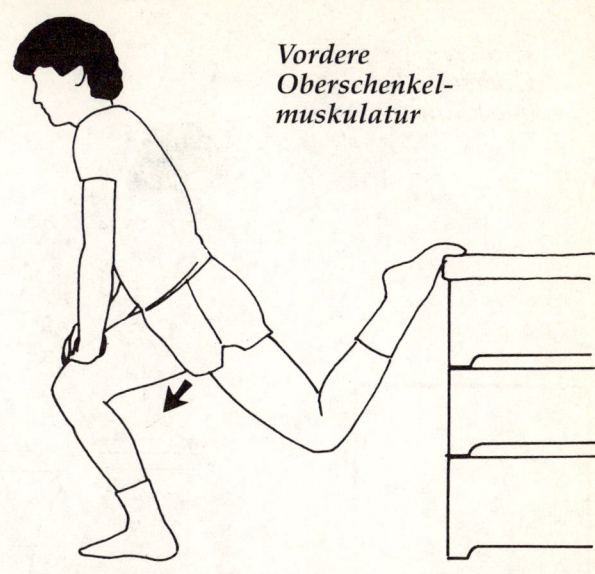

Vordere Oberschenkel- muskulatur

Technik   Passives statisches Dehnen

Ausführung ↙ Knie des Standbeines biegen und Hüfte nach vorne unten schieben

Hinweis   – Bei dieser Übung wird der M. rectus femoris (gerader Schenkelmuskel) über das Hüftgelenk und kaum über das Kniegelenk gedehnt. Durch die so erzielte Entlastung des Kniegelenkes ist diese Übung auch bei Kniebeschwerden durchführbar.

*Vordere
Oberschenkel-
muskulatur*

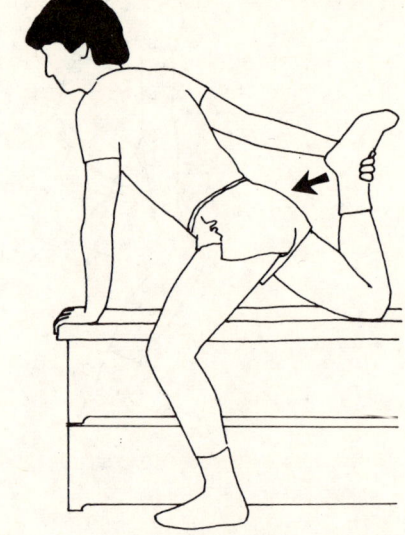

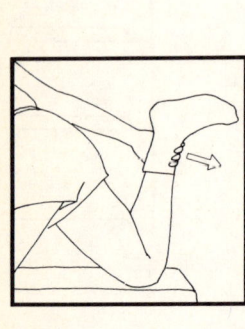

Technik	Anspannungs-Entspannungs-Dehnen
Ausführung	⇨ Unterschenkel nach hinten gegen die Halte-hand drücken (3–7 Sek. isometrisch spannen) Entspannen ← Ferse gegen Gesäß ziehen (10 Sek. dehnen) 2- bis 3mal wiederholen
Hinweis	– Durch diese Stellung wird eine gute Stabilisie-rung des Körpers erreicht. Dadurch sind Aus-weichbewegungen kaum möglich.

*Vordere
Oberschenkel-
muskulatur*

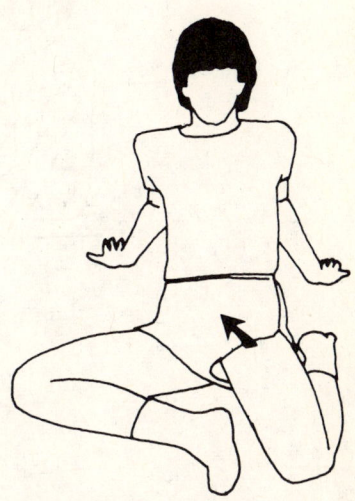

Technik	Aktives statisches Dehnen
Ausführung	↖ Hüfte durch aktive Hüftstreckung nach vorne hochschieben
Hinweis	– Der Rücken bleibt gerade. Ein hohles Kreuz soll vermieden werden.

*Vordere
Oberschenkel-
muskulatur*

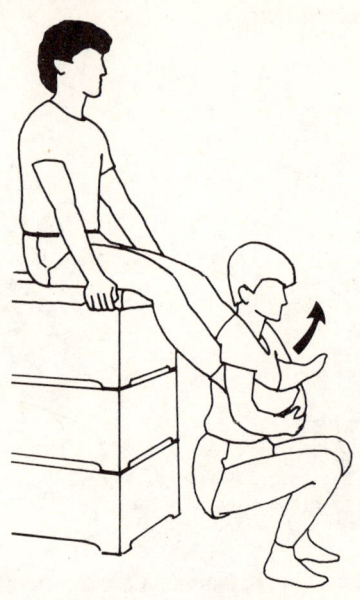

Technik	Dynamisch langsames Kräftigen
Ausführung	↗ Kniestreckung
Hinweise	– Es soll der ganze Bewegungsumfang ausgenützt werden.
	– Der Partner kann die Belastung durch aktive Kniestreckung vermindern oder durch Vorschieben der Füße erhöhen.

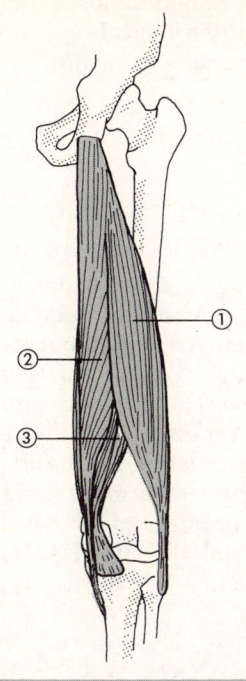

Hintere Oberschenkelmuskulatur

① M. biceps femoris –
  zweiköpfiger Schenkelmuskel

② M. semitendinosus –
  Halbsehnenmuskel

③ M. semimembranosus –
  Plattsehnenmuskel

Funktion   – Kniebeugung
        – Hüftstreckung
        – Drehung des Unterschenkels bei gebeugtem
          Knie (Außendrehung: M. biceps femoris, Innen-
          drehung: M. semitendinosus und M. semimem-
          branosus)

Hinweise — Der M. biceps femoris, M. semitendinosus und
M. semimembranosus werden auch als
Hamstrings oder ischiokrurale Muskulatur
bezeichnet.

— Die ischiokrurale Muskulatur reagiert tonisch
und neigt zu Verkürzung.

— Eine Verkürzung dieser Muskulatur ist oft
Ursache von Muskelzerrungen.

— Beim üblichen Krafttraining der Oberschenkel-
muskulatur werden die Kniestrecker (M. quadriceps femoris) meistens intensiver gekräftigt als
die Kniebeuger (ischiokrurale Muskulatur). Dieses Kräftemißverhältnis zwischen Strecker und
Beuger kann zu erhöhter Verletzungsanfälligkeit
führen. Gezielte Kräftigungsübungen für die
Beuger sind deshalb nötig. Der Normalwert der
Beugekraft im Vergleich zur Streckkraft bewegt
sich bei der Kraftmessung auf dem CYBEX-Gerät
zwischen 60 und 70 Prozent.

*Hintere
Oberschenkel-
muskulatur*

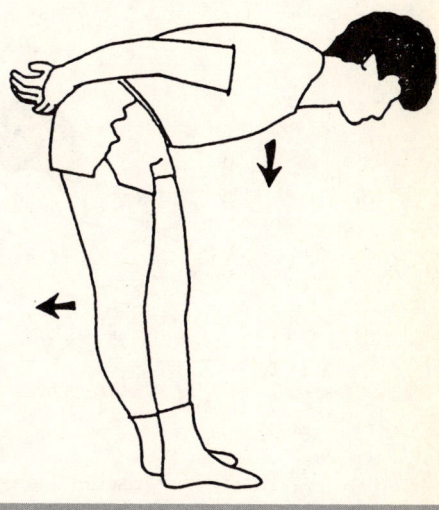

Technik	Passives statisches Dehnen
Ausführung	← Knie strecken
	↓ Oberkörper nach vorne neigen
Hinweise	– Der Rücken wird möglichst gerade gehalten.
	– Spannungsunterschiede zwischen links und rechts sind als Hinweis zu verwerten, welche Seite intensiver gedehnt werden muß.

*Hintere
Oberschenkel-
muskulatur*

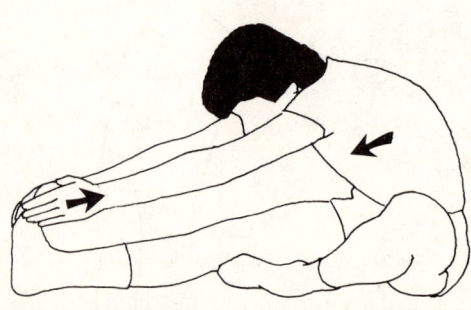

Technik	Passives statisches Dehnen
Ausführung	↙ Becken und Oberkörper bei gestrecktem Knie nach vorne kippen
Hinweis	– Gleichzeitiger Zug am Fuß (➜) dehnt die Wadenmuskulatur.

*Hintere
Oberschenkel-
muskulatur*

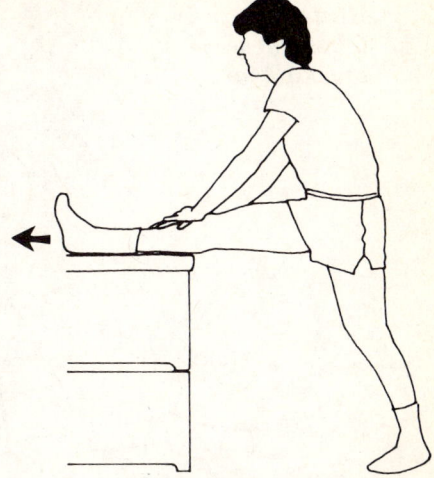

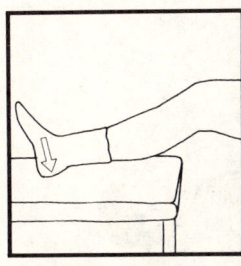

Technik	Anspannungs-Entspannungs-Dehnen
Ausführung	⬇ Ferse in leichter Kniebeugung auf die Unterlage drücken (3–7 Sek. isometrisch spannen)
	Entspannen
	⬅ Knie durchstrecken und mit den Händen festhalten. Bein auf der Unterlage nach vorne schieben (10 Sek. dehnen)
	2- bis 3mal wiederholen
Hinweis	– Zur Verstärkung der Dehnung kann der Oberkörper weiter nach vorne geneigt werden.

*Hintere
Oberschenkel-
muskulatur*

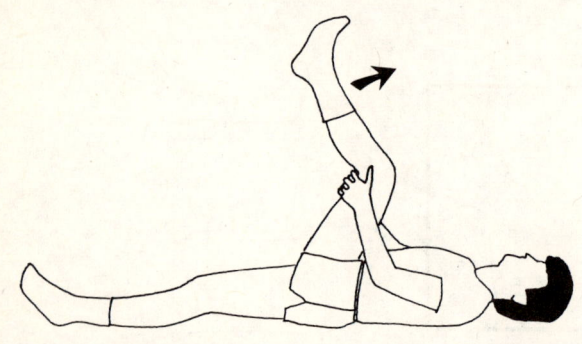

Technik	Aktives statisches Dehnen
Ausführung	↗ Fixation des Oberschenkels in Hüftbeugung, aktive Kniestreckung
Hinweis	– Die Hüftbeugung wird während der Dehnung nicht verändert.

*Hintere
Oberschenkel-
muskulatur*

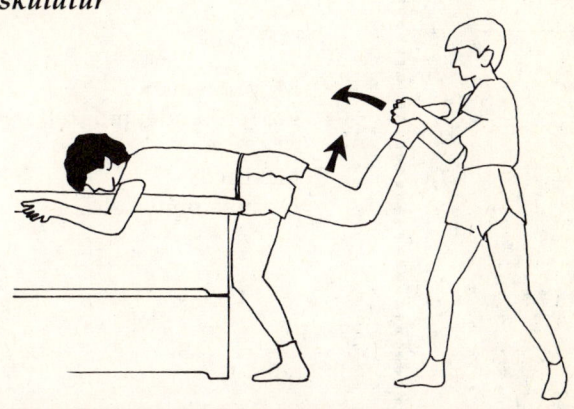

Technik	Dynamisch langsames Kräftigen
Ausführung	↑ Aktive Hüftstreckung, der Oberschenkel wird in dieser Stellung gehalten
	↖ Kniebeugung
Hinweise	– Durch diese Art der Ausführung kann die hintere Oberschenkelmuskulatur isoliert gekräftigt werden. Durch die aktive Hüftstreckung wird die Hüftbeugemuskulatur ausgeschaltet. Eine Hohlkreuzstellung soll vermieden werden.
	– Gleichzeitig wird die Hüftstreckmuskulatur (M. glutaeus maximus und medius) statisch gekräftigt.

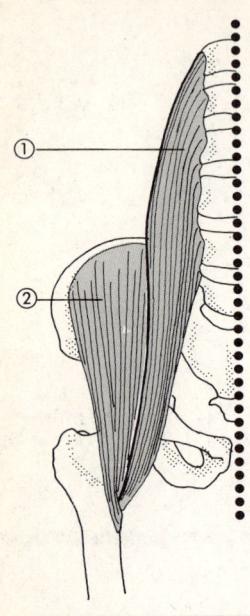

Vordere Hüftmuskulatur

① M. psoas major –
   großer Lendenmuskel

② M. iliacus –
   Darmbeinmuskel

Funktion
① + ②
– Hüftbeugung

Funktion
①
– Stabilisierung der Lendenwirbelsäule

Hinweise
– Der M. psoas major und der M. iliacus werden zusammen als M. iliopsoas (Lenden-Darmbein-Muskel) bezeichnet.
Der M. psoas major entspringt an der unteren Brust- und Lendenwirbelsäule, der M. iliacus an der Innenseite der Beckenschaufel.

– Der M. iliopsoas ist der wesentliche Hüftbeuge-muskel. Bei gestrecktem Oberschenkel kippt er das Becken nach vorne.

– Eine wichtige Funktion des M. psoas major ist die Stabilisierung der Lendenwirbelsäule, sofern die Rückenstrecker im Lendenwirbelsäulen-bereich gleichzeitig angespannt werden.

– Der M. iliopsoas reagiert ausgesprochen tonisch und neigt zu Verkürzung. In diesem Zustand ist er häufig Ursache von Kreuzschmerzen und zwar um so ausgeprägter, je schwächer die Hüft-strecker (M. glutaeus maximus und medius) sind.

Vordere
Hüftmuskulatur

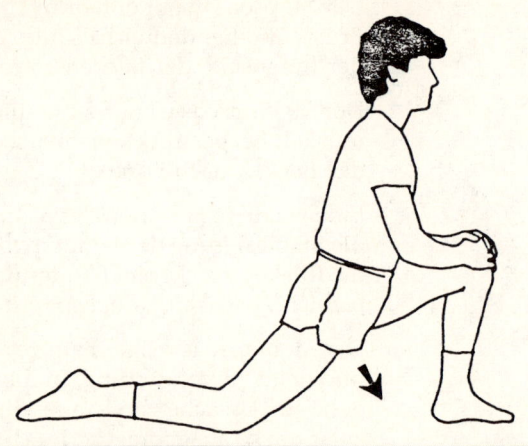

Technik	Passives statisches Dehnen
Ausführung	↘ Hüfte nach vorne abwärts drücken
Hinweise	– Die Füße bleiben genau nach vorne und hinten ausgerichtet. Ein Ausdrehen der Hüfte im Sinn einer Ausweichbewegung soll vermieden werden.
	– Der Oberkörper kann auch weiter nach vorne geneigt werden.

*Vordere
Hüftmuskulatur*

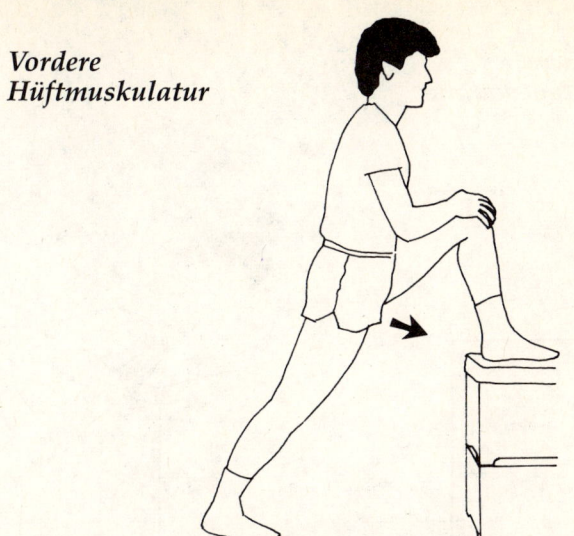

Technik	Passives statisches Dehnen
Ausführung	➤ Hüfte nach vorne schieben
Hinweis	– Um eine gezielte Dehnung der Hüftbeuger zu erreichen, darf die Hüfte nicht nach außen gedreht werden. Die Füße bleiben nach vorne ausgerichtet.

*Vordere
Hüftmuskulatur*

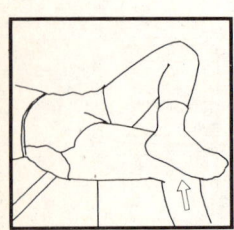

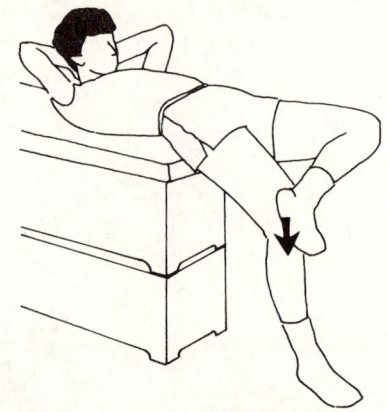

Technik	Anspannungs-Entspannungs-Dehnen
Ausführung	⇧ Hängenden Oberschenkel gegen den Widerstand des darübergelegten Fußes nach oben drücken (3–7 Sek. isometrisch spannen) Entspannen ⬇ Mit dem Fuß den Oberschenkel nach unten drücken (10 Sek. dehnen) 2- bis 3mal wiederholen
Hinweis	– Durch Anheben des Kopfes wird die Bauchmuskulatur gespannt und die Lendenwirbelsäule auf der Unterlage fixiert.

*Vordere
Hüftmuskulatur*

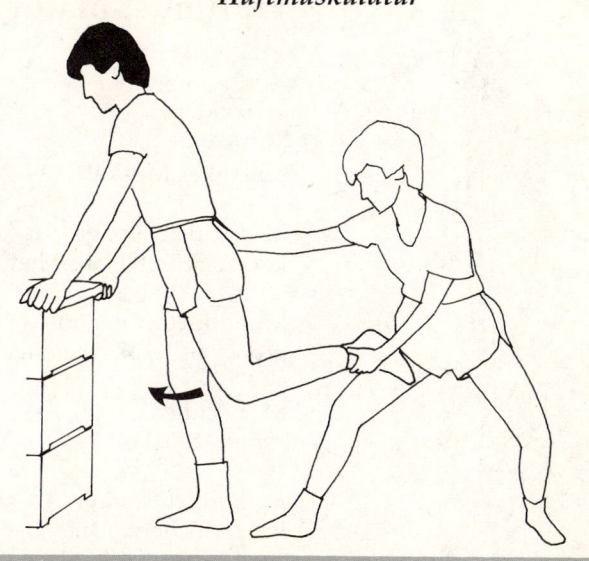

Technik	Dynamisch langsames Kräftigen
Ausführung	↤ Hüftbeugung
Hinweis	– Der Partner gibt am Becken fixierenden Widerstand.

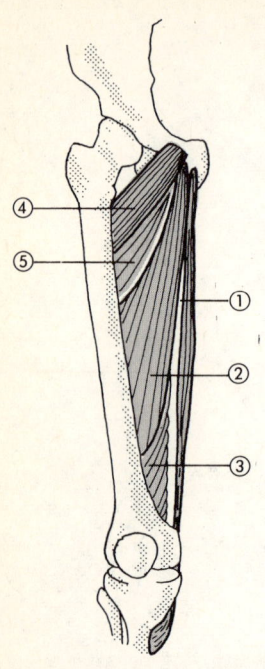

Innere Hüftmuskulatur

Adduktoren:

① M. gracilis –
schlanker Muskel

② M. adductor longus –
langer Schenkelanzieher

③ M. adductor magnus –
großer Schenkelanzieher

④ M. pectineus –
Kamm-Muskel

⑤ M. adductor brevis –
kurzer Schenkelanzieher

Funktion   – Adduktion (Heranführen) des Oberschenkels

Hinweise   – Bei einer Hüftbeugung von mehr als 30 Grad
wirken die Adduktoren gleichzeitig als Hüftbeu-
gemuskeln. Bei einer Hüftstreckung von mehr
als 15 Grad unterstützen sie die Hüftstrecker.

– Die Adduktoren reagieren tonisch und neigen zu
Verkürzung.

– Der M. gracilis ist zweigelenkig. Die Dehnung
erfolgt deshalb bei gestrecktem Knie.

– Leistenprobleme (z. B. beim Fußballspieler) hän-
gen oft mit einer Verkürzung der Adduktorenmuskulatur zusammen.

Innere
Hüftmuskulatur

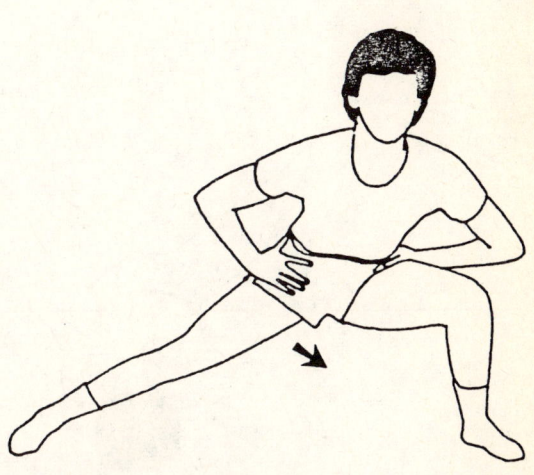

Technik	Passives statisches Dehnen
Ausführung	↘ Becken schräg nach unten schieben
Hinweis	– Einfachere Ausführung: Das Gewicht des Ober-körpers wird mit den Händen auf dem gebeug-ten Knie oder der Unterlage abgestützt.

*Innere
Hüftmuskulatur*

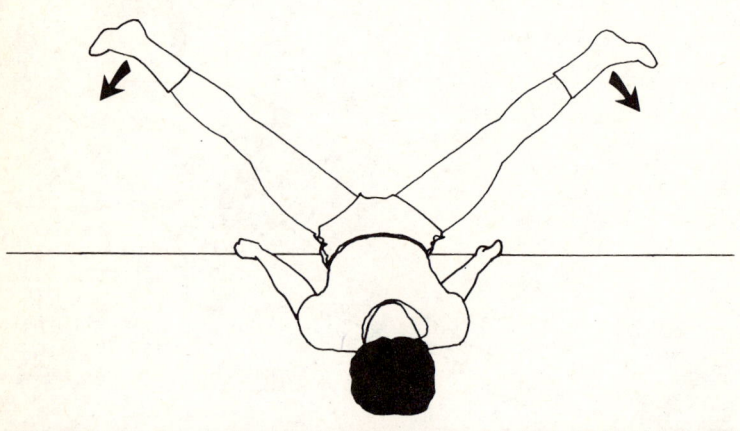

Technik	Passives statisches Dehnen
Ausführung	Gestreckte Beine abspreizen
Hinweise	– Mit dem Gesäß möglichst nahe an die Wand rutschen.
	– Die Dehnung kann durch den Druck der Hände auf die Knieinnenseiten aktiv verstärkt werden.

Innere
Hüftmuskulatur

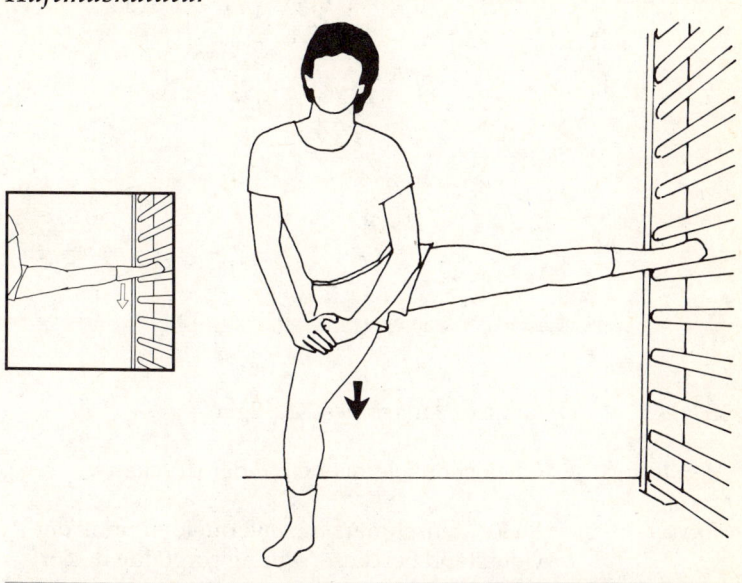

Technik	Anspannungs-Entspannungs-Dehnen
Ausführung	⇩ Bein gegen Sprosse nach unten drücken (3–7 Sek.) isometrisch spannen)
	Entspannen
	↓ Knie des Standbeines beugen (10 Sek. dehnen)
	2- bis 3mal wiederholen
Hinweis	– Die Dehnung wird verstärkt, wenn der Fuß auf einer höheren Sprosse abgestützt wird.

Innere
Hüftmuskulatur

Technik	Dynamisch langsames Kräftigen
Ausführung	↗↙Oberschenkel gegeneinander drücken
Hinweis	– Um Leistenschmerzen zu vermeiden, muß der Widerstand bei dieser Übung sorgfältig dosiert werden.

Hintere Hüftmuskulatur

Oberflächliche Schicht

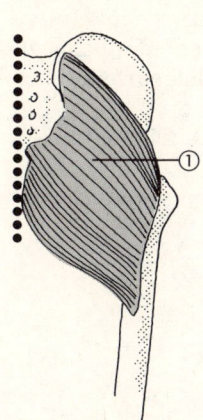

① M. glutaeus maximus –
  großer Gesäßmuskel

Tiefe Schicht

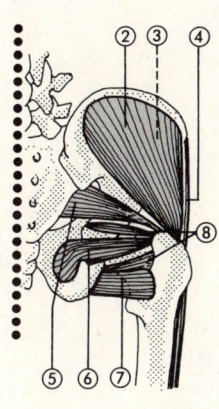

② M. glutaeus medius –
  mittlerer Gesäßmuskel

③ M. glutaeus minimus –
  kleiner Gesäßmuskel
  (verdeckt)

④ M. tensor fasciae latae –
  Schenkelbindenspanner

⑤ M. piriformis –
  birnförmiger Muskel

⑥ M. obturatorius internus –
  innerer Hüftlochmuskel

⑦ M. quadratus femoris –
  vierseitiger Schenkelmuskel

⑧ Mm. gemelli –
  Zwillingsmuskeln

Funktion   – Hüftstreckung
①   – Außenrotation (Außendrehen) des Oberschen-
               kels

Funktion   – Abduktion (Abspreizen) des Oberschenkels
② + ③   – Stabilisierung des Beckens auf der Standbeinseite
               gegen ein Abkippen auf die Spielbeinseite
               – Hüftstreckung
               – Innenrotation (Innendrehen) des Oberschenkels

Funktion   – Abduktion (Abspreizen) des Oberschenkels
④

Funktion   – Außenrotation (Außendrehen)
⑤ + ⑥ +   des Oberschenkels
⑦ + ⑧

Hinweise – Der M. glutaeus maximus reagiert phasisch und neigt zur Abschwächung.
Er ist zusammen mit der Bauchmuskulatur und den ischiokruralen Muskeln für das Aufrichten des Beckens verantwortlich. Seine Abschwächung führt zur Bildung eines statisch ungünstigen Hohlkreuzes. Diese Fehlstatik wird durch eine Verkürzung des M. psoas major, des M. rectus femoris und des M. erector spinae lumbalis verstärkt.

– Der M. glutaeus medius und der M. glutaeus minimus reagieren ebenfalls phasisch. Eine Abschwächung führt zu einer ungenügenden Beckenstabilisation.

– Der M. tensor fasciae latae reagiert tonisch. Seine Verkürzung kann zu seitlichen Oberschenkelschmerzen führen. Diese treten besonders dann auf, wenn gleichzeitig die Mm. glutaei medius und minimus abgeschwächt sind, da in dieser Situation der M. tensor fasciae latae bei der Beckenstabilisierung überlastet wird.

– Der M. piriformis ist ausgesprochen tonisch. Seine Verkürzung ist häufig verantwortlich für Schmerzen in der Tiefe des Gesäßes, die auch gegen die Oberschenkelhinterseite ausstrahlen können.

Hintere
Hüftmuskulatur

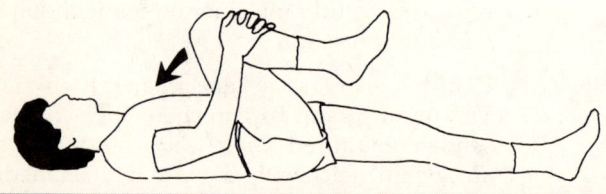

Technik	Passives statisches Dehnen
Ausführung	✔ Knie nach unten ziehen
Hinweise	– Der Kopf und das Gegenbein bleiben auf der Unterlage.
	– Bei dieser Übung wird vor allem die Hüftstreck-muskulatur gedehnt.

Hintere
Hüftmuskulatur

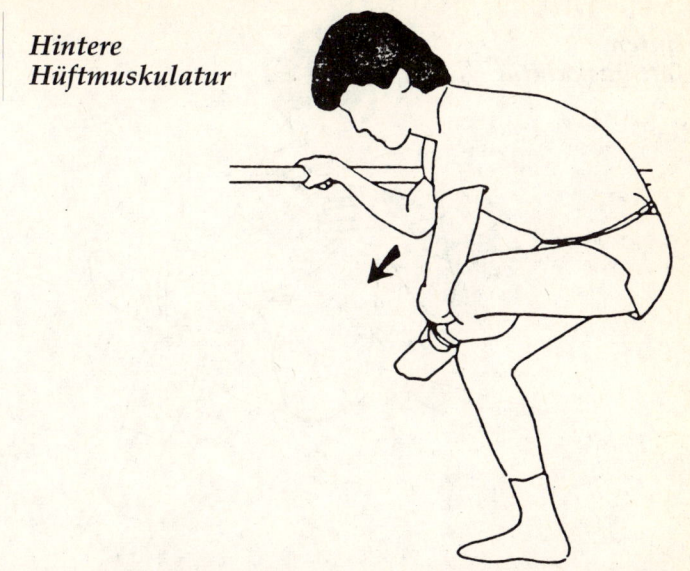

Technik	Passives statisches Dehnen
Ausführung	✔ Oberkörper nach vorne neigen
Hinweise	– Durch tiefere Hockestellung wird die Dehnung verstärkt.
	– Standunsicherheiten können durch Abstützen vermieden werden.

*Hintere
Hüftmuskulatur*

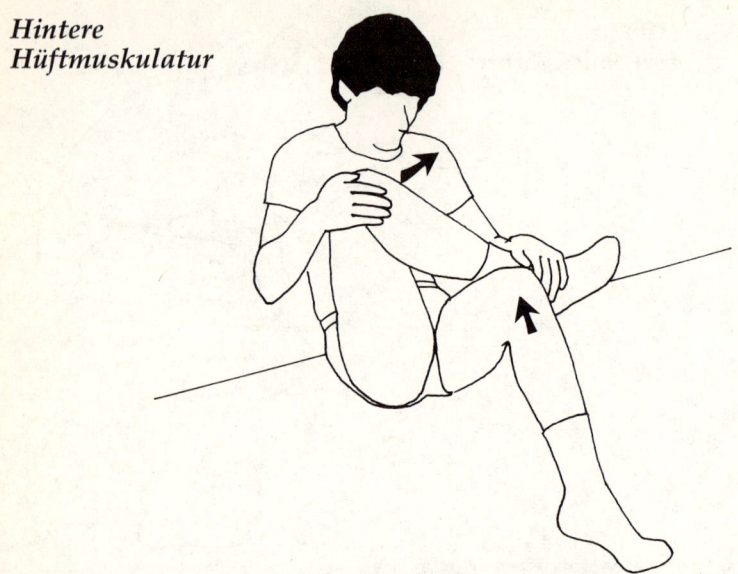

Technik	Passives statisches Dehnen
Ausführung	↑ Knie gegen Unterschenkel drücken
	↗ Oberschenkel mit der Hand gegen die gegenseitige Schulter drücken
Hinweis	– Bei dieser Übung wird die hintere Hüftmuskulatur am intensivsten gedehnt.

Hintere Hüftmuskulatur

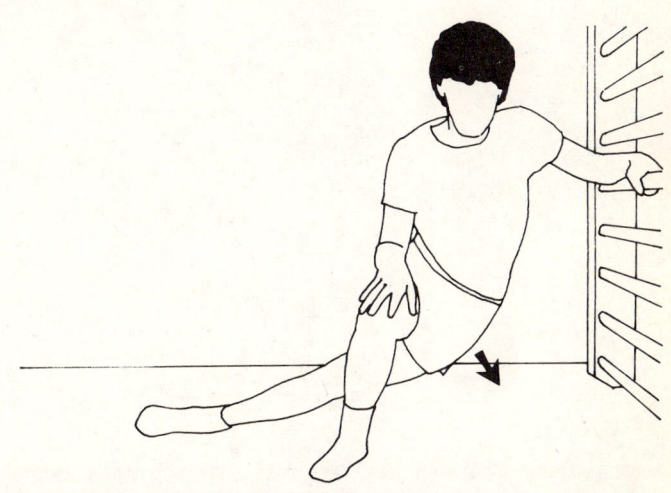

Technik	Passives statisches Dehnen
Ausführung	↘ Becken nach unten schieben
Hinweise	– Eine gute Stabilisierung des Oberkörpers ist nötig.
	– Die Hauptwirkung dieser Dehnübung erfolgt auf den M. tensor fasciae latae (Schenkelbinden-spanner).

Hintere
Hüftmuskulatur

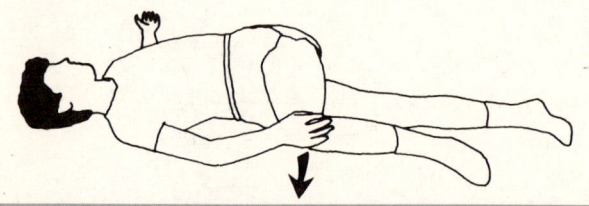

Technik	Passives statisches Dehnen
Ausführung ↓	Gebeugtes Knie mit Gegenhand nach unten ziehen
Hinweise	– Beide Schultern bleiben auf dem Boden.
	– Diese Übung hat gleichzeitig eine mobilisierende Wirkung auf die Lendenwirbelsäule und die Iliosakralgelenke (Kreuz-Hüftbein-Gelenke).

Hintere Hüftmuskulatur

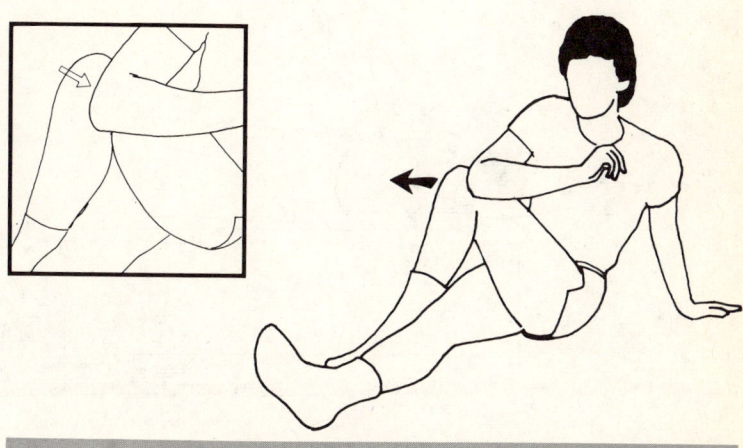

Technik	Anspannungs-Entspannungs-Dehnen
Ausführung	⤹ Oberschenkel gegen Ellbogen drücken (3–7 Sek. isometrisch spannen)
	Entspannen
	← Mit Ellbogen Oberschenkel auf die Gegenseite drücken (10 Sek. dehnen)
	2- bis 3mal wiederholen
Hinweis	– Abhängig vom Ausmaß der Hüftbeugung werden verschiedene Anteile der hinteren Hüftmuskulatur gedehnt.

Hintere
Hüftmuskulatur

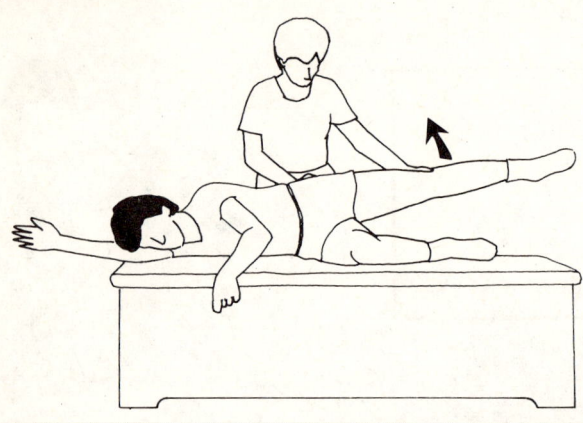

Technik	Dynamisch langsames Kräftigen
Ausführung	↖ Oberschenkel abspreizen
Hinweise	– Der Partner hilft das Becken in Seitlage zu stabilisieren und kontrolliert die Bewegungsebene. Ein Ausweichen nach vorne oder hinten ist zu vermeiden.
	– Hauptwirkung auf die Abduktoren (M. glutaeus medius, M. glutaeus minimus und M. tensor fasciae latae).

Hintere
Hüftmuskulatur

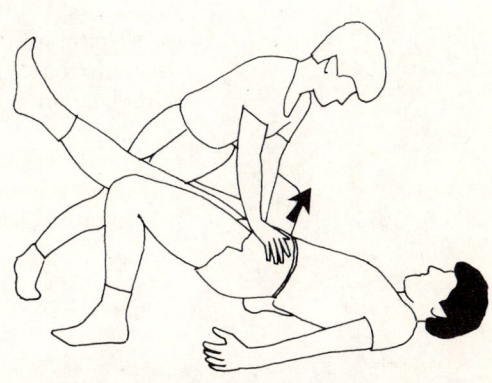

Technik	Dynamisch langsames Kräftigen
Ausführung	↗ Durch Hüftstreckung Becken nach oben drücken
Hinweise	– Der Unterschenkel des Stützbeines soll senkrecht zur Unterlage stehen.
	– Eine Hohlkreuzbildung soll vermieden werden.
	– Bei schwacher Gesäßmuskulatur kann die Übung vorerst beidbeinig ausgeführt werden.
	– Die Hauptwirkung erfolgt auf den M. glutaeus maximus (großer Gesäßmuskel).

Rückenmuskulatur

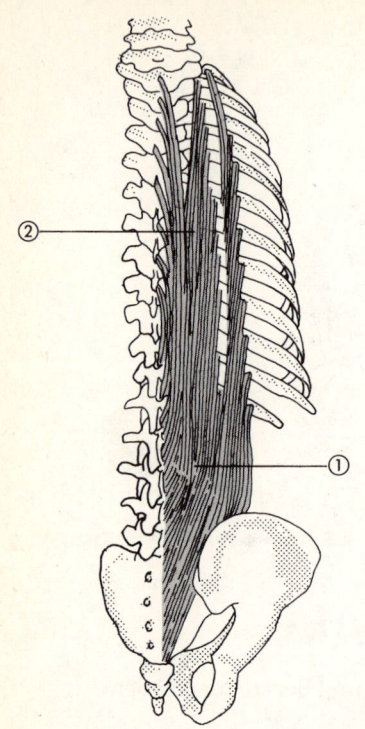

① M. erector spinae lumbalis –
Rückenstrecker im Lenden-
wirbelsäulenbereich

② M. erector spinae thoracalis –
Rückenstrecker im Brustwirbelsäulenbereich

Funktion

– Streckung der Wirbelsäule bei beidseitigem
Anspannen der Rückenstrecker

– Seitneigung und Drehung der Wirbelsäule bei
einseitiger Anspannung der Rückenstrecker

– Stabilisierung der Wirbelsäule bei gleichzeitiger
Anspannung des M. psoas major und der Bauchmuskulatur

Hinweise
— Die Rückenstrecker im Lendenwirbelsäulen-
bereich reagieren tonisch. Eine Verkürzung führt
zu vermehrter Hohlkreuzbildung und ist häufig
verantwortlich für Kreuzschmerzen.

— Die Rückenstrecker im Brustwirbelsäulenbereich
reagieren phasisch und neigen zur Abschwächung. In der Regel tritt dabei eine vermehrte
Rundrückenbildung auf. Bei gleichzeitiger Verkürzung der lumbalen Rückenstrecker kann sich
ein Hohlrundrücken mit Haltungsschwäche entwickeln.

— Zur Haltungsschulung gehören sowohl gezielte
Kräftigungsübungen für die thorakalen Rückenstrecker, wie auch eine gezielte Dehngymnastik
für die lumbalen Rückenstrecker.

*Rücken-
muskulatur*

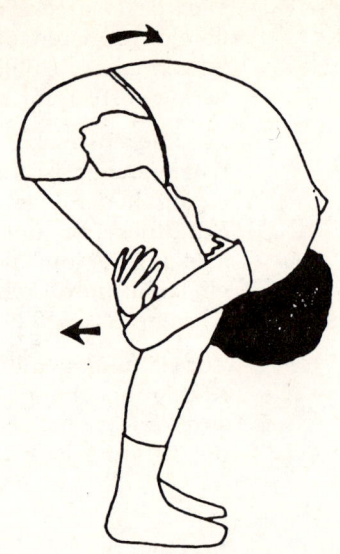

Technik	Passives statisches Dehnen
Ausführung	← Knie strecken
	↱ Rundrücken verstärken
Hinweis	– Die Übung ist dann richtig ausgeführt, wenn das Dehngefühl vor allem in der Rückenmuskulatur im Lendenwirbelsäulenbereich verspürt wird. Es sollen vorwiegend die lumbalen Rückenstrecker gedehnt werden.

*Rücken-
muskulatur*

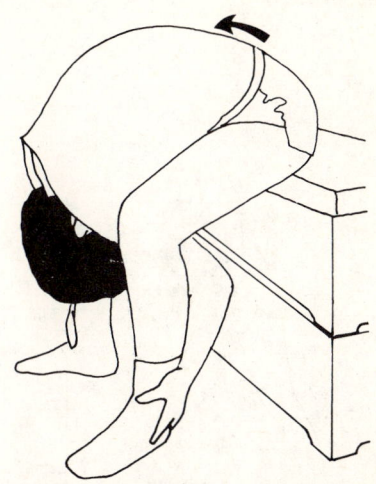

Technik	Passives statisches Dehnen
Ausführung	↖ Rundrücken durch den Zug der Arme ver- stärken
Hinweis	– Bei richtiger Ausführung muß auch bei dieser Übung das Dehngefühl im Bereich der Lenden- wirbelsäule verspürt werden. Dabei sollen vor allem die lumbalen Rückenstrecker gedehnt werden.

*Rücken-
muskulatur*

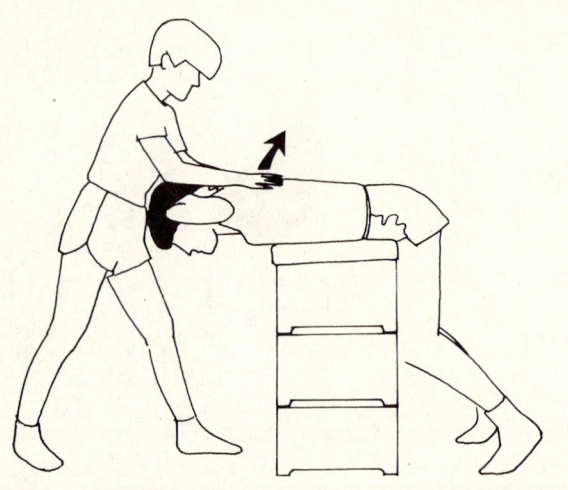

Technik	Dynamisch langsames Kräftigen
Ausführung	↗ Rücken strecken
Hinweise	– Das Bewegungsausmaß bleibt gering.
	– Als Widerstand reicht zu Beginn oft das Eigengewicht des Oberkörpers.
	– Variante: Der Partner gibt konstanten Widerstand. Bei abgehobenen Füßen wird das Gesäß leicht angehoben. Eine übermäßige Hohlkreuzstellung soll dabei vermieden werden.

Bauchmuskulatur

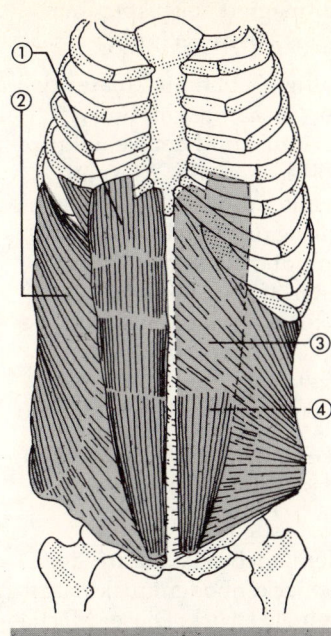

① M. rectus abdominis –
  gerader Bauchmuskel

② M. obliquus externus
  abdominis –
  äußerer schräger Bauch-
  muskel

③ M. obliquus internus
  abdominis –
  innerer schräger Bauchmuskel

④ M. transversus abdominis –
  querer Bauchmuskel
  (verdeckt)

Funktion

– Nachvornebeugen des Rumpfes bei fixiertem
  Becken

– Aufrichten des Beckens bei fixiertem Brustkorb

– Seitneigung und Rotation des Rumpfes bei einseitiger Anspannung

– Bauchpresse

Hinweise

– Die Bauchmuskulatur reagiert ausgesprochen phasisch und neigt zur Abschwächung.

– Eine ausreichend kräftige Bauchmuskulatur richtet zusammen mit der Gesäßmuskulatur (vgl. auch M. glutaeus maximus) und der ischiokruralen Muskulatur (M. biceps femoris, M. semimembranosus, M. semitendinosus) das Becken auf. Eine Abschwächung der Bauchmuskulatur führt zu einer Beckenkippung nach vorne und damit zu einem verstärkten Hohlkreuz.
Die gleichzeitige Verkürzung der lumbalen Rückenstrecker, des M. psoas major sowie des M. rectus femoris verstärkt diesen für die Lendenwirbelsäule ungünstigen Hohlkreuzeffekt.

– Die Bauch- und Rückenmuskulatur funktioniert als dynamisches Verspannungssystem des Rumpfes.

– Durch Anspannen der Bauchmuskulatur, des Zwerchfelles und der Beckenbodenmuskulatur steigt der intraabdominale Druck. Dieser Mechanismus (Bauchpresse) erlaubt eine zusätzliche Stabilisierung des Rumpfes.

– Eine ausreichende Rumpfstabilisierung ist bei jeder sportlichen Betätigung von großer Bedeutung. Nur so ist ein optimaler Krafteinsatz der Extremitätenmuskulatur möglich.

Bauchmuskulatur

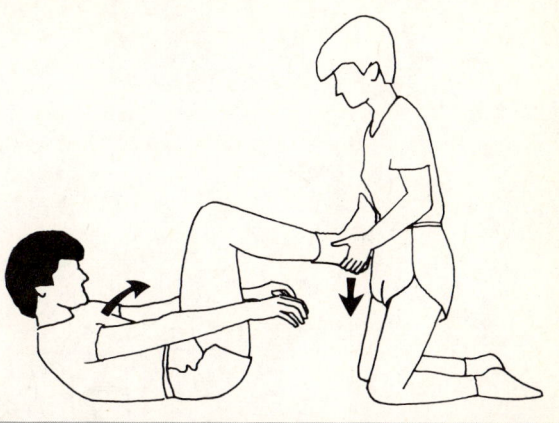

Technik	Dynamisch langsames Kräftigen
Ausführung	↓ Fersen nach unten drücken
	↗ Oberkörper anheben, Lendenwirbelsäule bleibt auf der Unterlage
Hinweise	– Durch diese Ausführungsart wird die Hüft-beugemuskulatur ausgeschaltet und die Bauch-muskulatur isoliert trainiert.
	– Auf eine regelmäßige Atmung ist zu achten.

Bauchmuskulatur

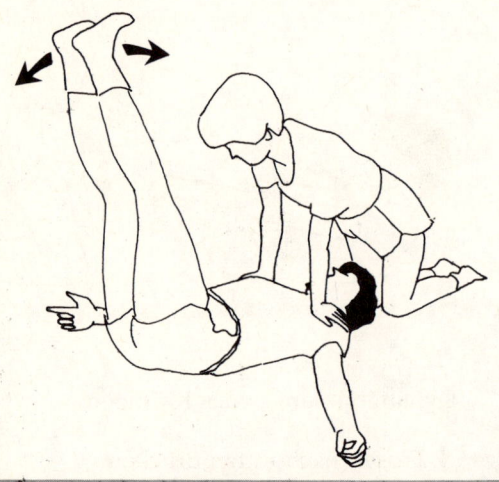

Technik	Dynamisch langsames Kräftigen
Ausführung	↙↘ Beine seitwärts senken und heben (Scheibenwischerbewegung)
Hinweise	– Die Fixation durch den Partner erfolgt vor allem an der Gegenschulter.
	– Fortgeschrittene führen die Übung ohne Bodenkontakt des Gesäßes und mit Zusatzbelastung (z. B. Medizinball) aus.

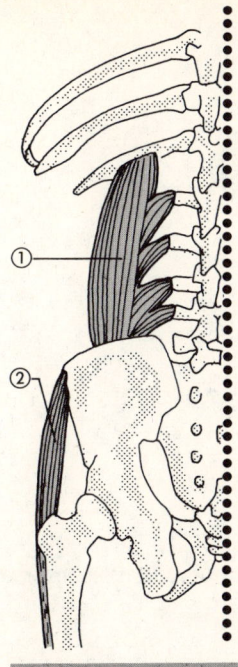

Seitliche Rumpfmuskulatur

① M. quadratus lumborum –
viereckiger Lendenmuskel

② M. tensor fasciae latae –
Schenkelbindenspanner

– M. obliquus externus
abdominis –
äußerer schräger Bauch-
muskel
– M. obliquus internus
abdominis –
innerer schräger Bauchmuskel
(s. unter Bauchmuskulatur,
S. 77)

Funktion ①	– Seitneigung des Rumpfes bei einseitiger Anspannung – Rumpfstabilisierung und Streckung der Lendenwirbelsäule bei beidseitiger Anspannung
Funktion ②	– Stabilisierung des Beckens – Abduktion (Abspreizen) des Oberschenkels
Hinweis	– Ein verkürzter M. quadratus lumborum beeinflußt die Statik der Wirbelsäule durch eine verstärkte Hohlkreuzbildung ungünstig. Folge davon ist eine fehlerhafte Belastung der Lendenwirbelsäule.

Seitliche
Rumpfmuskulatur

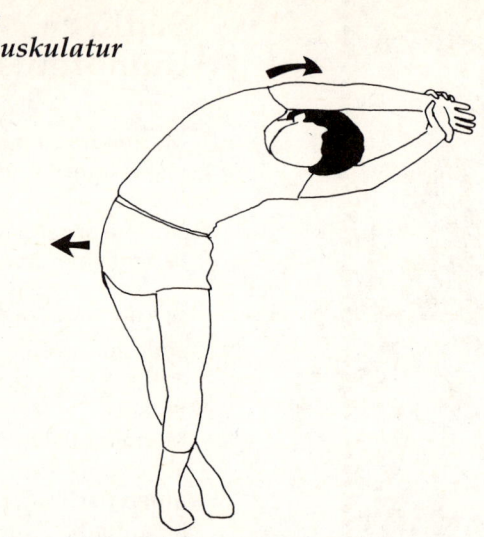

Technik	Passives statisches Dehnen
Ausführung	← Hüfte seitwärts schieben
	⟶ Rumpf zur Gegenseite ziehen
Hinweise	– Eine Drehbewegung des Oberkörpers (Ausweichbewegung) soll vermieden werden.
	– Bei der Neigung nach links steht das linke Bein vorne und umgekehrt.

Seitliche Rumpfmuskulatur

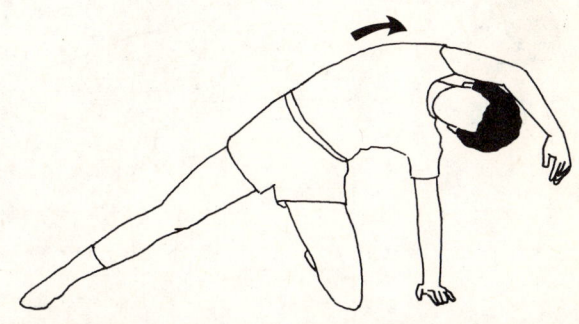

Technik	Passives statisches Dehnen
Ausführung	→ Oberkörper zur Seite neigen
Hinweis	– Der Oberkörper soll eine rein seitliche Bewegung machen, kein Ausweichen nach vorne oder hinten.

Seitliche
Rumpfmuskulatur

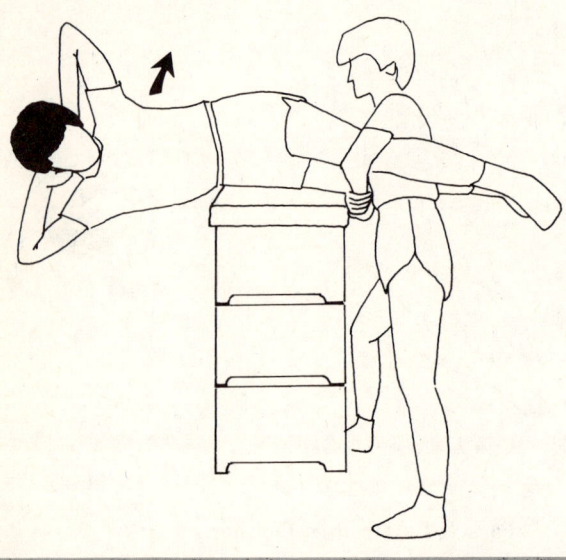

Technik	Dynamisch langsames Kräftigen
Ausführung	↗ Rumpfheben seitwärts
Hinweise	– Die Fixation soll an den Oberschenkeln erfolgen.
	– Der Partner kontrolliert die Bewegung. Um ein gezieltes Kräftigen der seitlichen Rumpfmuskulatur zu erreichen, ist eine Drehbewegung des Oberkörpers zu vermeiden.
	– Wird die Übung mit einer Rumpfrotation ausgeführt, wird zusätzlich die schräge Bauchmuskulatur gekräftigt.

Brustmuskulatur

① M. pectoralis major –
großer Brustmuskel

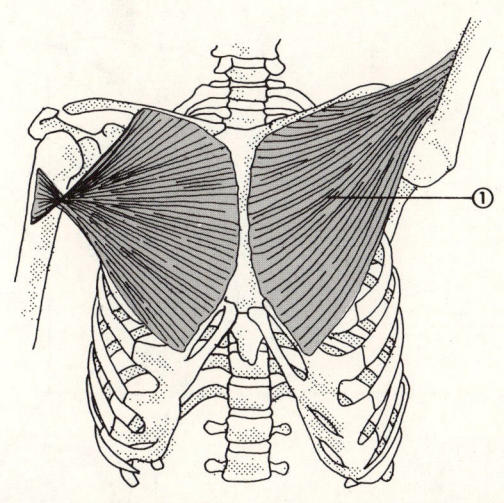

Funktion — Anteversion (Nachvorneheben) des Armes
— Adduktion (Heranführen) des seitlich erhobenen
Armes (Schlagbewegung)
— Innenrotation (Innendrehen) des Oberarmes
— Stabilisierung des Schultergelenkes im Zusam-
menspiel mit den übrigen Schultermuskeln
— Unterstützung der Einatmung bei aufgestützten
Armen

Hinweis — Eine beidseitig verkürzte Brustmuskulatur führt
zu einer vornübergeneigten Haltung durch
Nachvorneziehen der Schultern. Gleichzeitig
sind oft die Schulterblattfixatoren (Mm. rhomboidei) und der Rückenstrecker im Brustwirbelsäulenbereich abgeschwächt (»Haltungsschwäche«).

Brustmuskulatur

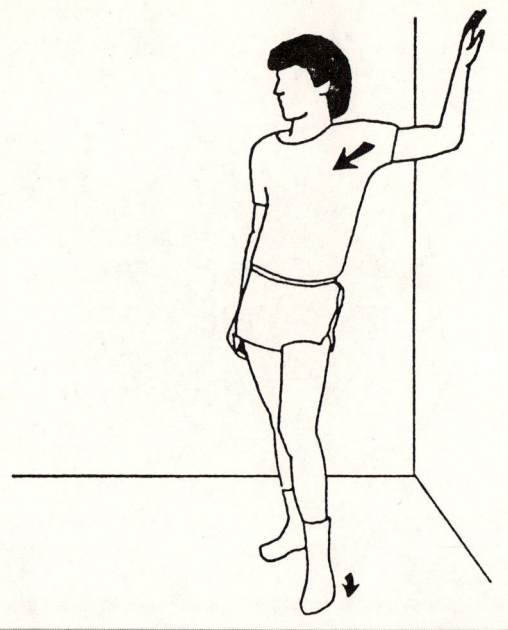

Technik	Passives statisches Dehnen
Ausführung	↓ Mit gleichseitigem Bein Schritt nach vorne
	↙ Verlagern der Schulter nach vorne
Hinweis	– Durch Höher- und Tieferhalten des Oberarmes können die verschiedenen Anteile des Brustmuskels (M. pectoralis major) gedehnt werden.

Brustmuskulatur

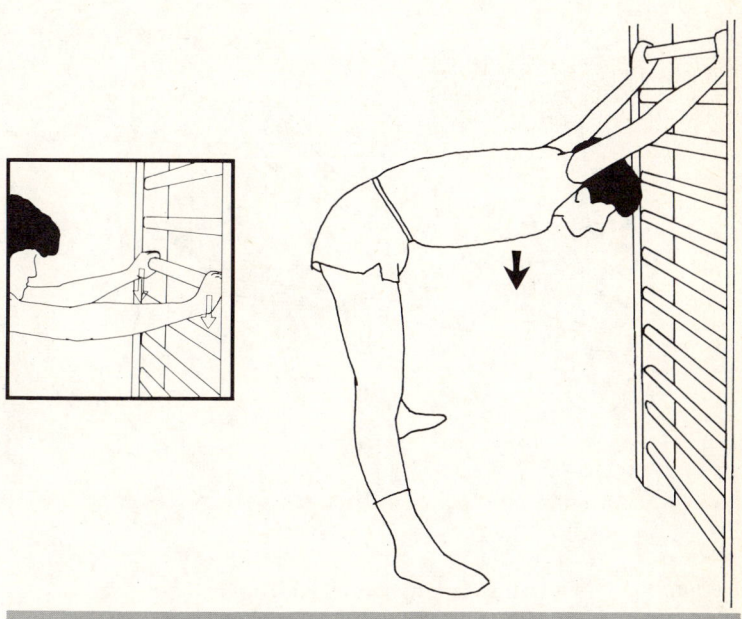

Technik	Anspannungs-Entspannungs-Dehnen
Ausführung	⇓⇓ Arme nach unten drücken (3–7 Sek. isometrisch spannen)
	Entspannen
	⬇ Oberkörper nach unten drücken und ausatmen (10 Sek. dehnen)
	2- bis 3mal wiederholen
Hinweis	– Je nach der Breite der Griffassung werden verschiedene Anteile der Brustmuskulatur gedehnt.

Brustmuskulatur

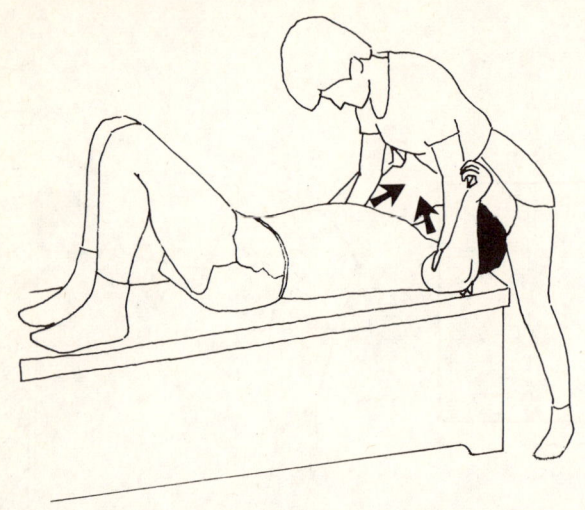

Technik	Dynamisch langsames Kräftigen
Ausführung	➚➚ Oberarme nach vorne drücken
Hinweise	– Der Partner gibt Widerstand knapp oberhalb der Ellbogengelenke.
	– Es soll der ganze Bewegungsumfang ausgenützt werden.

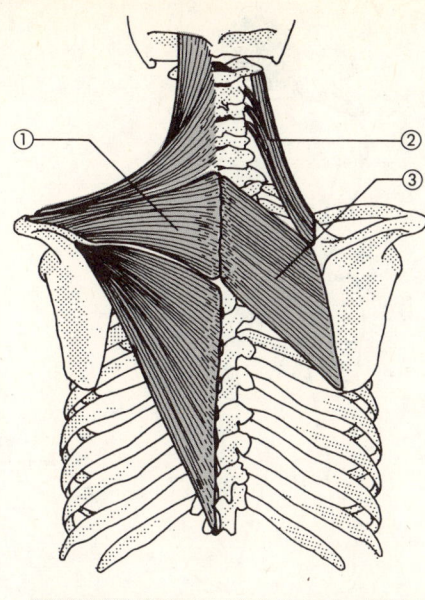

Schultergürtelmuskulatur

① M. trapezius –
Kapuzenmuskel

② M. rhomboideus
major und minor –
großer und kleiner
Rautenmuskel

③ M. levator scapulae –
Schulterblattheber

Funktion
– Schultergürtel heben
– Schulterblätter gegen die Wirbelsäule ziehen
(Schulterblattfixation)
– Stabilisierung der Halswirbelsäule
– Unterstützung der Einatmung

Hinweise
– Schwache Mm. rhomboidei fixieren die Schulterblätter ungenügend. Die Schultern werden durch
die Brustmuskulatur nach vorne gezogen. Es
kommt zu einer vornübergeneigten Haltung des
Oberkörpers (Rundrücken).

– Nackenschmerzen gehen oft mit einer gleichzeitigen Abschwächung der Schulterblattfixatoren
und einer Verkürzung des M. levator scapulae
und des absteigenden Anteiles des M. trapezius
einher.

*Schultergürtel-
muskulatur*

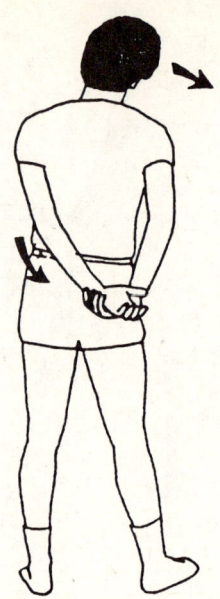

Technik	Passives statisches Dehnen
Ausführung	↘ Kopf zur Gegenseite neigen
	↙ Arm nach unten ziehen und ausatmen
Hinweis	– Der Oberkörper wird aufrecht gehalten. Ein Drehen des Kopfes soll vermieden werden.

Schultergürtel-
muskulatur

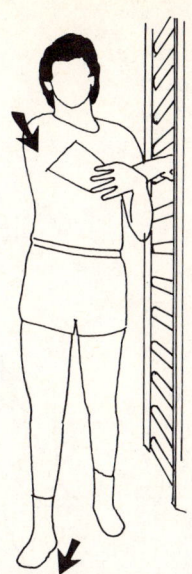

Technik	Passives statisches Dehnen
Ausführung	↙ Mit gleichseitigem Bein Schritt nach vorne
	↘ Oberkörper nach vorne drücken
Hinweis	– Der Oberkörper soll nach vorne ausgerichtet bleiben und ein Ausweichen in eine Hohlkreuz-stellung vermieden werden.

Schultergürtel-
muskulatur

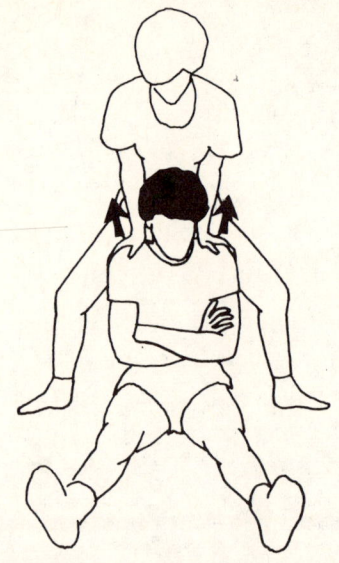

Technik   Dynamisch langsames Kräftigen

Ausführung ↑↑Beide Schultern heben

Hinweis   – Es soll auf eine aufrechte Sitzhaltung geachtet
             werden.

*Schultergürtel-
muskulatur*

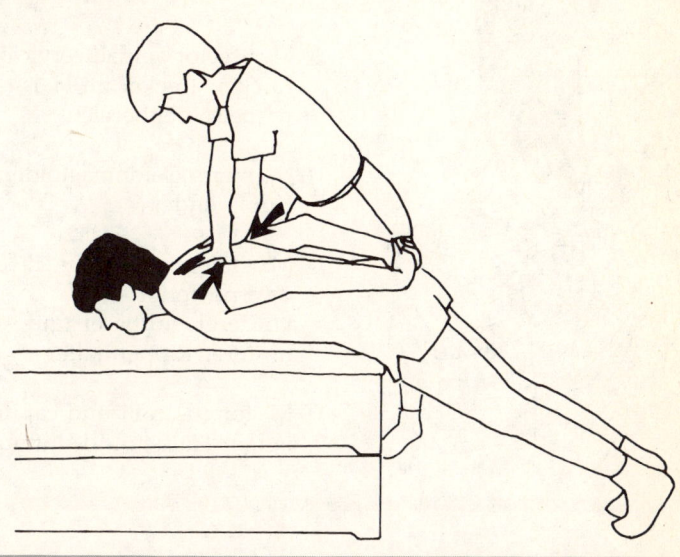

Technik	Dynamisch langsames Kräftigen
Ausführung	Schulterblätter gegeneinander ziehen
Hinweis	– Der Partner gibt mit gekreuzten Armen Wider- stand an beiden Schulterblättern.

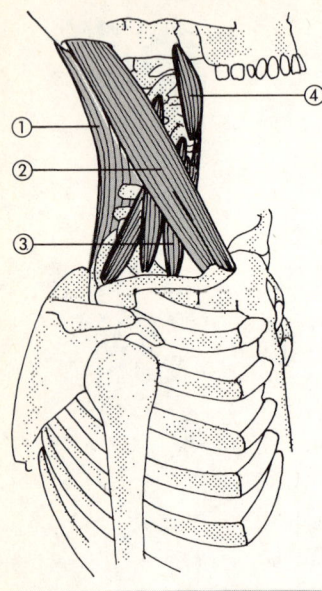

Nacken- und Halsmuskulatur

① M. erector spinae cervicalis –
Rückenstrecker im Hals-
wirbelsäulenbereich

② M. sternocleidomastoideus –
Kopfwender

③ M. scalenus anterior, medius
und posterior –
vorderer, mittlerer und
hinterer Rippenhalter

④ M. longus colli und capitis –
langer Hals- und Kopfmuskel

Funktion
①
– Kopfneigung nach hinten bei beidseitiger
Anspannung
– Kopfdrehung zur Seite der Anspannung bei
einseitiger Anspannung

Funktion
② ③ ④
– Kopfneigung nach vorne bei beidseitiger
Anspannung
– Kopfneigung zur Seite bei einseitiger
Anspannung
– Kopfdrehung zur Gegenseite bei einseitiger
Anspannung
– Unterstützung der Einatmung (Mm. scaleni,
M. sternocleidomastoideus)

Hinweise
— Der Rückenstrecker im Halswirbelsäulenbereich besteht aus einer großen Anzahl kleiner Muskeln.

— Im Sport (z. B. beim Helmtragen, Kopfball) ist eine gute Stabilisierung der Halswirbelsäule wesentlich. Eine abgeschwächte Muskulatur kann Überlastungsbeschwerden verursachen.

— Verkürzte Nacken- und Halsmuskeln führen zu einer Fehlstellung der Halswirbelsäule und dadurch zu einer verminderten Belastbarkeit sowie einer erhöhten Verletzungsanfälligkeit.

Nacken- und Halsmuskulatur

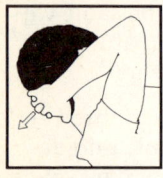

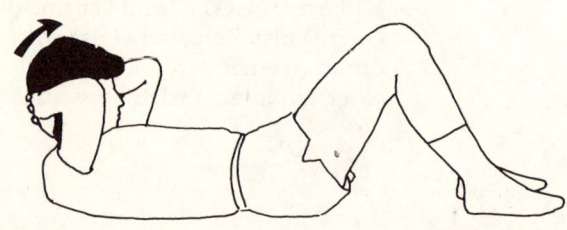

Technik	Anspannungs-Entspannungs-Dehnen
Ausführung	Kopf nach hinten drücken und einatmen (3–7 Sek. isometrisch spannen)
	Entspannen
	Kopf mit beiden Händen nach vorne ziehen und ausatmen (10 Sek. dehnen)
	2- bis 3mal wiederholen
Hinweise	– Das Nachvorneziehen des Kopfes soll mit einem Zug in der Längsrichtung (Kopf »aus dem Hals heraus« ziehen) kombiniert werden. – Diese Übung wirkt sich bei Nacken- und Kopfschmerzen oft günstig aus. – Bei Auftreten von Schwindelerscheinungen ist die Übung umgehend abzubrechen. – In den ersten Wochen nach einer Halswirbelsäulenverstauchung soll sie wegen der nicht unbeträchtlichen Belastung der Bandscheiben und Bänder nicht durchgeführt werden.

Nacken- und Halsmuskulatur

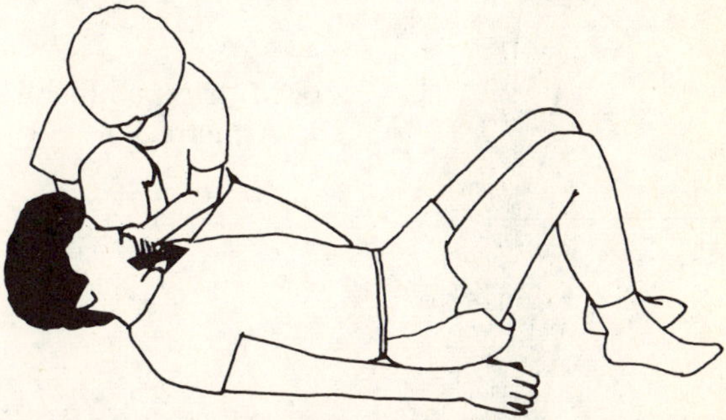

Technik	Dynamisch langsames Kräftigen
Ausführung	➜ Nickbewegung des Kopfes
Hinweise	– Der Partner gibt Widerstand am Kinn. – Die Nickbewegung erfolgt nur in der oberen Halswirbelsäule. Die untere Halswirbelsäule soll nicht gebeugt werden.

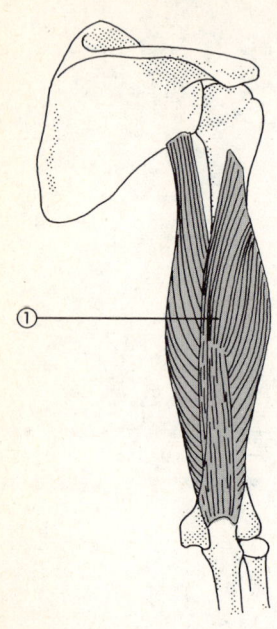

Hintere Oberarmmuskulatur

① M. triceps brachii –
Armstrecker

Funktion – Streckung des Ellbogengelenkes

Hinweis – Der lange Kopf des M. triceps brachii ist zweigelenkig. Er bewirkt im Schultergelenk ein Hinunter- und Nachhintenziehen des erhobenen Armes (Würfe, Armeinsatz beim Skilanglauf).

Hintere
Oberarm-
muskulatur

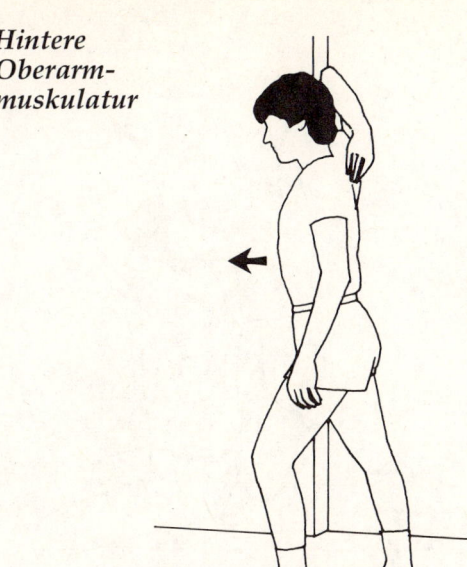

Technik	Passives statisches Dehnen
Ausführung	← Oberkörper bei in Hochhalte fixiertem Oberarm nach vorne verlagern
Hinweis	– Wichtige Dehnübung für Sportarten, bei denen viele Überkopfbewegungen vorkommen (Tennis, Volleyball, Wurfdisziplinen).

*Hintere
Oberarm-
muskulatur*

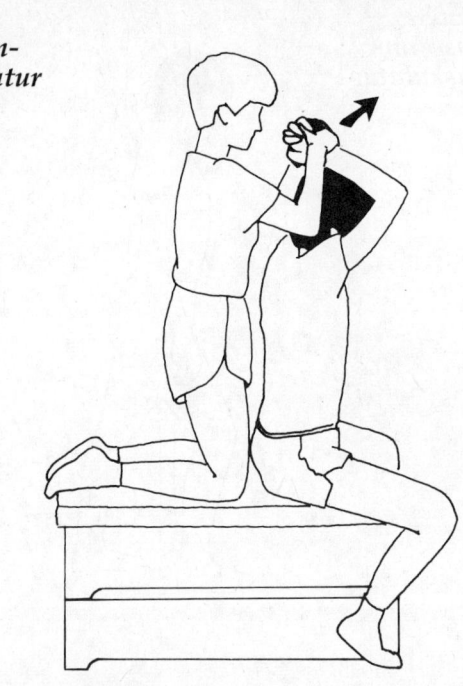

Technik	Dynamisch langsames Kräftigen
Ausführung	➚ Ellbogen beidseits strecken
Hinweise	– Der Rücken wird möglichst gerade gehalten.
	– Es soll wie immer der ganze Bewegungsumfang ausgenützt werden.

Vordere Oberarm- muskulatur

① M. biceps brachii – zweiköpfiger Armmuskel

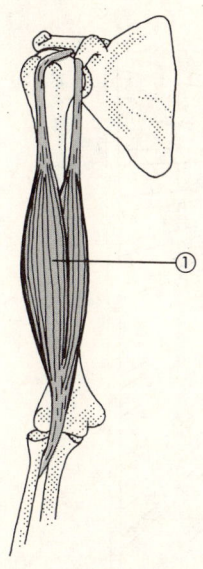

| *Funktion* | – Beugung im Ellbogengelenk. |
| | – Supination des Unterarmes (Drehung der Hand- fläche nach oben) |

| *Hinweise* | – Der M. biceps brachii ist ein zweigelenkiger Mus- kel. Der lange Kopf unterstützt im Schulter- gelenk die Abduktion/Innenrotation, der kurze Kopf die Adduktion. In Kombination mit den übrigen Schultermuskeln stabilisiert der M. biceps brachii das Schultergelenk. |
| | – Zwei weitere Muskeln wirken als Beuger im Ell- bogengelenk: M. brachialis (Armbeuger) und M. brachioradialis (Oberarmspeichenmuskel). |

*Vordere
Oberarm-
muskulatur*

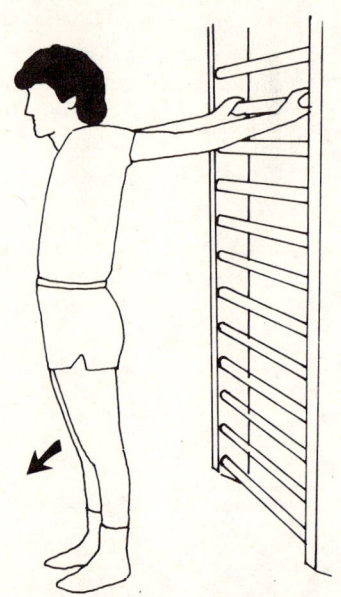

Technik	Passives statisches Dehnen
Ausführung	⬐ Oberkörper durch Kniebeugung nach unten und vorne verlagern
Hinweis	– Die Dehnung muß dosiert erfolgen, da bereits früh die Kapselbandstrukturen des Schulter- gelenkes unter Zug kommen.

Vordere
Oberarm-
muskulatur

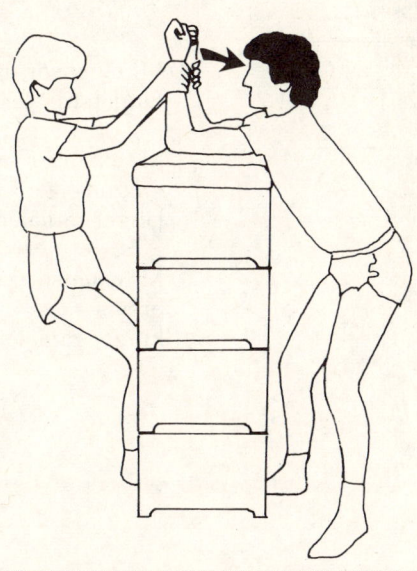

Technik	Dynamisch langsames Kräftigen
Ausführung	➤ Ellbogen beugen
Hinweise	– Die Oberarme sollen nicht von der Unterlage abgehoben werden.
	– Es soll möglichst der ganze Bewegungsumfang ausgenützt werden.

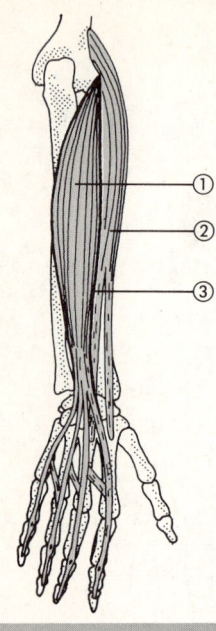

Äußere Unterarm- muskulatur

① M. extensor digitorum – Fingerstrecker

② M. extensor carpi radialis longus – langer radialer Handstrecker

③ M. extensor carpi radialis brevis – kurzer radialer Handstrecker

Funktion
– Fingerstreckung
– Dorsalextension (Streckbewegung) im Hand- gelenk
– Stabilisierung des Handgelenkes zusammen mit der Beugemuskulatur

Hinweis
– Die Streckmuskulatur entspringt am lateralen Epicondylus humeri (äußerer Oberarmknorren). Sehnenansatzbeschwerden an dieser Stelle (»Tennisellbogen«) lassen sich oft durch eine gezielte Dehnung dieser Muskulatur günstig beeinflussen oder vermeiden.

*Äußere
Unterarm-
muskulatur*

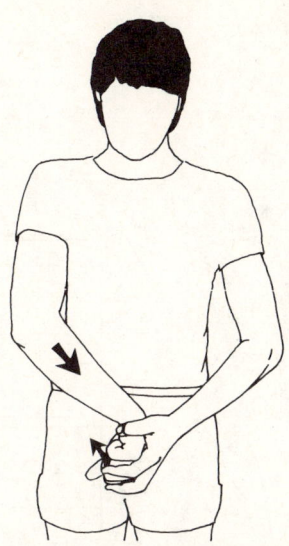

Technik	Passives statisches Dehnen
Ausführung	↖ Hand mit gebeugtem Handgelenk und gebeugten Fingergelenken fixieren
	↘ Ellbogen strecken
Hinweis	– Je stärker das Handgelenk und die Fingergelenke in Beugung fixiert werden können, um so intensiver erfolgt die Muskeldehnung.

*Äußere
Unterarm-
muskulatur*

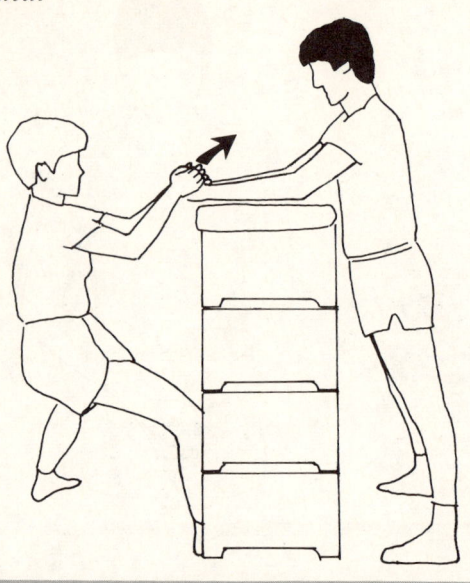

Technik	Dynamisch langsames Kräftigen
Ausführung	⬈ Handgelenke strecken
Hinweise	– Der Partner gibt Widerstand auf den Handrücken.
	– Die Unterarme bleiben auf der Unterlage.
	– Die Bewegung ist von der vollen Handgelenksbeugung bis zur vollen Streckung auszunützen.

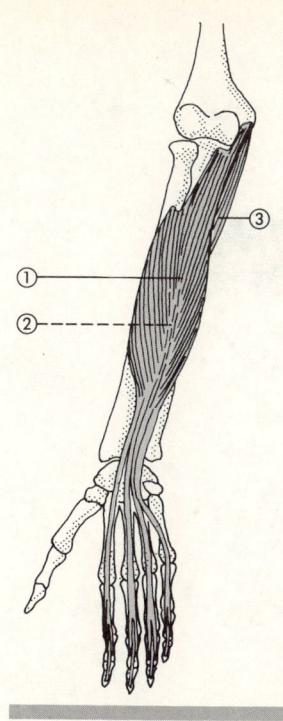

Innere Unterarm- muskulatur

① M. flexor digitorum superficialis – oberflächlicher Fingerbeuger

② M. flexor digitorum profundus – tiefer Fingerbeuger (verdeckt)

③ M. flexor carpi radialis – radialer Handbeugemuskel

Funktion
– Fingerbeugung
– Palmarflexion (Beugebewegung) im Handgelenk
– Stabilisierung des Handgelenkes zusammen mit der Streckmuskulatur

Hinweis
– Die Beugemuskulatur entspringt am medialen Epicondylus humeri (innerer Oberarmknorren). Sehnenansatzbeschwerden (»Werferellbogen«, »Golferellbogen«) werden durch eine Dehnung der Beugemuskulatur günstig beeinflußt. Dem prophylaktischen Dehnen kommt ein großer Stellenwert zu.

*Innere
Unterarm-
muskulatur*

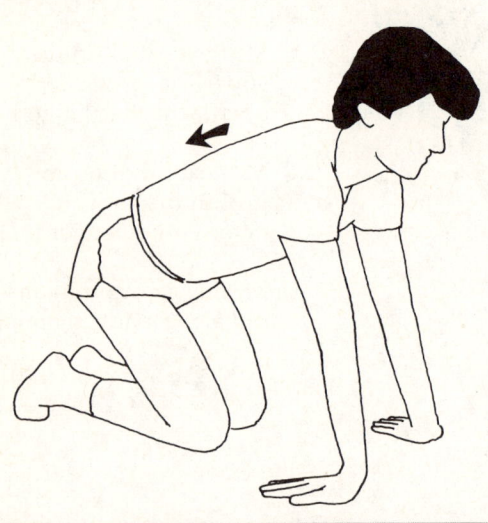

Technik	Passives statisches Dehnen
Ausführung	✔ Oberkörper nach hinten verlagern
Hinweis	– Je weiter die Hände nach hinten gedreht sind, um so intensiver ist die Dehnung.

*Innere
Unterarm-
muskulatur*

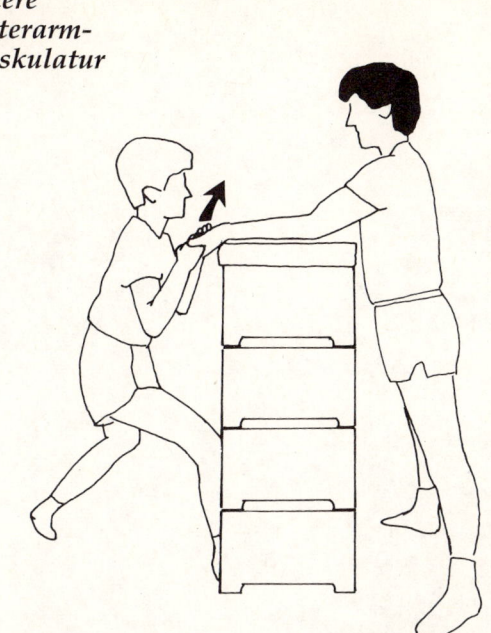

Technik	Dynamisch langsames Kräftigen
Ausführung	↑ Handgelenke beugen
Hinweise	– Der Partner gibt Widerstand an den Handinnen- flächen.
	– Die Unterarme bleiben auf der Unterlage.
	– Es soll möglichst der ganze Bewegungsumfang ausgenützt werden.

Theoretische Grundlagen

Muskuläre Dysbalance

Die verschiedenen Muskeln können entwicklungsgeschichtlich von ihrer Funktion her in drei Gruppen eingeteilt werden:

– tonische Muskulatur,
– gemischte Muskulatur und
– phasische Muskulatur.

Die tonische Muskulatur hatte ursprünglich eine reine Halte-funktion, die phasische Muskulatur vor allem eine Bewegungs-funktion. Muskelgruppen, die beide Funktionen erfüllen, wer-den als gemischte Muskulatur bezeichnet.

Beim Menschen lassen sich tonische und phasische Muskeln nicht mehr in ihrer reinen Form finden. Dennoch können gewisse Muskeln durch ihre Reaktion auf eine Fehl- oder Über-belastung der einen oder anderen Muskelgruppe zugeordnet werden. Dabei reagieren die überwiegend tonischen Muskeln mit einer *Verkürzung,* die überwiegend phasischen Muskeln mit einer *Abschwächung* (Tab. 1).

Zwischen beiden Muskelgruppen besteht insofern eine direkte Beziehung, als daß ein verkürzter tonischer Muskel seine phasischen Antagonisten (Gegenspieler) und Synergisten (Mit-spieler) hemmen, also ihre maximale Aktivierung und somit optimale Trainierbarkeit verhindern kann.

Tabelle 1   Eigenschaften der tonischen und der phasischen Muskulatur

	Tonisch	Phasisch
Funktion	Haltung	Bewegung
Innervation	α-2-Motoneuron	α-1-Motoneuron
Ermüdung	spät	früh
Reaktion auf Fehlbelastung	Verkürzung	Abschwächung

Tabelle 2   Zuordnung der Muskulatur

Überwiegend tonische Muskeln	Überwiegend phasische Muskeln
Schultergürtel – Arm	
M. pectoralis major M. levator scapulae M. trapezius (Pars descendens) M. biceps brachii Mm. scaleni	Mm. rhomboidei M. trapezius (Pars ascendens) M. trapezius (Pars horizontalis) M. triceps brachii
Rumpf	
M. erector spinae im Lumbal- und Zervikalbereich M. quadratus lumborum	M. erector spinae im mittleren Thorakalbereich M. abdominis
Becken – Oberschenkel	
M. biceps femoris M. semitendinosus M. semimembranosus M. iliopsoas M. rectus femoris M. adductor longus M. adductor brevis M. adductor magnus M. gracilis M. piriformis M. tensor fasciae latae	M. vastus medialis M. vastus lateralis M. glutaeus medius M. glutaeus maximus M. glutaeus minimus
Unterschenkel – Fuß	
M. gastrocnemius M. soleus	M. tibialis anterior Mm. peronaei

Die Mehrzahl der Muskeln verhalten sich in Bezug auf Verkürzung und Abschwächung indifferent (gemischte Muskulatur). In der Tab. 2 sind diejenigen Muskeln aufgeführt, die *überwiegend* tonisch oder phasisch reagieren.

Die *muskuläre Dysbalance* stellt einen Zustand dar, bei dem ein Ungleichgewicht zwischen der tonischen und der phasischen Muskulatur besteht: Die tonischen Muskeln sind bei erhaltener Kraft *verkürzt*, die phasischen Antagonisten und Synergisten weisen bei normaler Länge eine *Abschwächung* auf.

Diese *Verkürzungen* und *Abschwächungen* lassen sich klinisch durch Längen- und Krafttestung ohne großen Aufwand erfassen.

Im Sport wird die Ursache der muskulären Dysbalance am häufigsten in einer Fehl- oder Überbelastung des Bewegungsapparates zu finden sein. Als auslösendes Moment kommen oft auch Verletzungen oder andere krankhafte Prozesse am Bewegungsapparat (Abnützungserscheinungen, Entzündungen u. a.) in Frage. Dadurch, daß oft keine dem Problem angepaßte Dehn- und Kräftigungsgymnastik durchgeführt wird, kann dieser ungünstige Zustand über lange Zeit erhalten bleiben (Abb. 5).

Daß solche Muskelungleichgewichte bei Sporttreibenden häufig sind, wurde in mehreren Untersuchungen gezeigt. Bei vielen der untersuchten Athleten fanden sich mehr oder weniger ausgeprägte Muskelverkürzungen und Muskelabschwächungen. Als Gründe dafür stehen einseitige Fehl- und Überbelastungen und mangelhafte Gymnastik an erster Stelle.

Eine muskuläre Dysbalance setzt die Belastbarkeit des Bewegungsapparates herab. Verkürzte tonische Muskeln springen im Rahmen der Abwehr- und Schutzbewegungen rascher an als die phasischen Muskeln. Dies kann zu kurzzeitiger mechanischer Überlastung mit Gefahr von Muskelzerrungen oder sogar Muskelrissen in der verkürzten tonischen Muskulatur führen. Verkürzte Muskeln sind in der Entspannungsphase weniger weich und elastisch. Dieser erhöhte innere Widerstand ist häufig Ursache von schmerzhaften Überlastungen der entsprechenden Muskeln und Sehnen. Durch regionale muskuläre Dysbalancen werden Gelenke und Wirbelsäulenabschnitte vermehrt belastet und können mit Reizzuständen reagieren.

Das Ziel der Behandlung einer muskulären Dysbalance ist das Beheben der Verkürzungen und Abschwächungen (s. Abb. 4, S. 5).

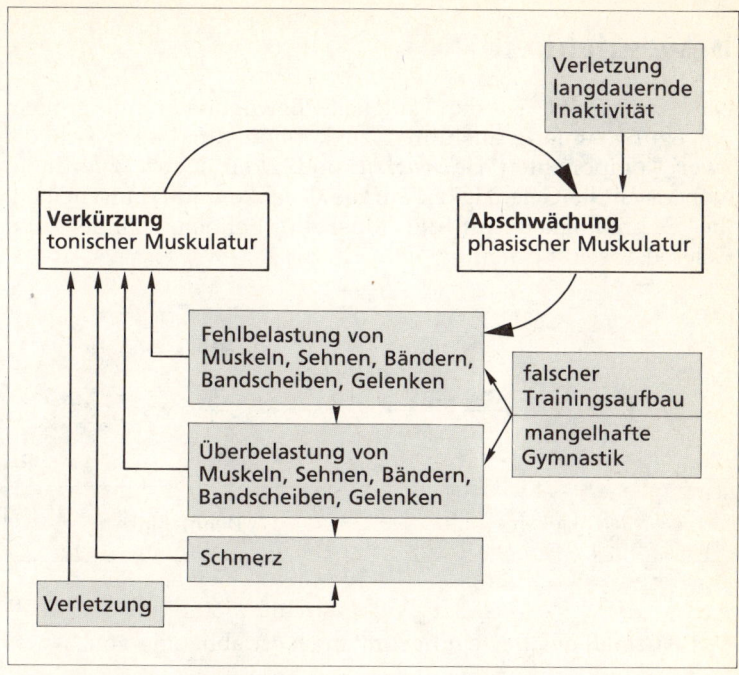

Abb. 5 Muskuläre Dysbalance

Eine gezielte Gymnastik muß daher einerseits bestimmte Muskeln dehnen, andererseits gewisse Muskeln kräftigen: *Dehn-* und *Kräftigungsgymnastik.* Dem Stretching in engerem Sinne fehlt die Komponente des gezielten Kräftigens. Zum Beheben einer muskulären Dysbalance sind aber beide Faktoren nötig.

Dabei gilt, daß eine Kräftigung der abgeschwächten Muskelgruppen nur dann optimal möglich ist, wenn *vorher* die verkürzten Muskeln auf ihre normale Länge gedehnt worden sind: *Dehnen kommt vor Kräftigen.*

Beweglichkeit

Die *Beweglichkeit* ist die Fähigkeit, Bewegungen mit großem Bewegungsumfang ausführen zu können. Ihr lassen sich die zwei Komponenten *Gelenkigkeit* und *Dehnfähigkeit* zuordnen, wobei sich die Gelenkigkeit auf die Gelenke und Bandscheiben, die Dehnfähigkeit auf die Muskeln, Sehnen, Bänder und Gelenkkapseln bezieht.

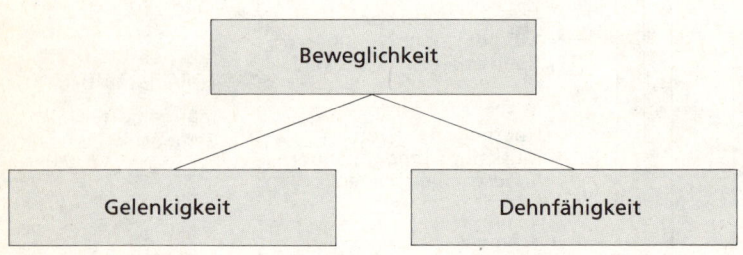

Das Ausmaß des Bewegungsumfanges ist abhängig von

– der Form der beteiligten Gelenkflächen und
  den Freiheitsgraden der Gelenke,
– von der Dehnfähigkeit der Muskeln, Sehnen, Bänder
  und Gelenkkapseln,
– von der Kraft der bewegenden Muskulatur.

Die *aktive Beweglichkeit* bezeichnet den durch die eigene Muskelkraft erreichbaren Bewegungsausschlag eines Gelenkes (physiologische Bewegungsgrenze). Wird der größtmögliche Bewegungsumfang bis zur anatomischen Bewegungsgrenze durch äußere Kräfte (Partner, Schwerkraft, Geräte) erreicht, so spricht man von *passiver Beweglichkeit*. Sie ist immer größer als die aktive Beweglichkeit (Abb. 6).

Die aktive und passive Beweglichkeit kann übermäßig gefördert werden. Dies führt zu einer verminderten Stabilität der Wirbelsäule und der Gelenke, was ein erhebliches Verletzungsrisiko in sich birgt.

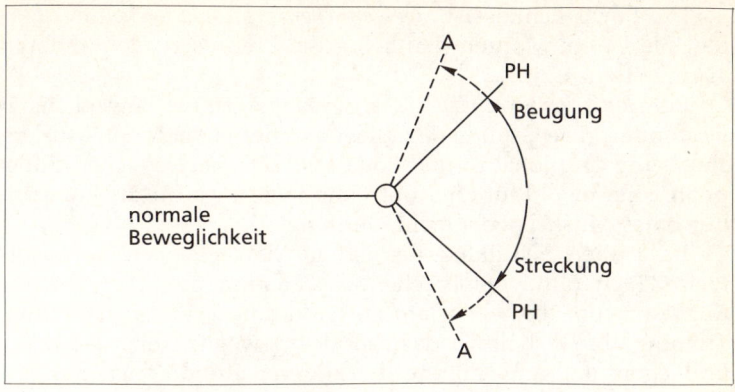

Abb. 6 Normale Gelenkbeweglichkeit:

PH physiologische Bewegungsgrenze,
A anatomische Bewegungsgrenze

Die Beweglichkeit wird durch eine ganze Reihe äußerer Faktoren direkt beeinflußt:

Mit *zunehmendem Alter* nimmt die Dehnfähigkeit und somit die Beweglichkeit infolge chemischer und struktureller Veränderungen in der Muskulatur und den Sehnen ab. Es kommt bei diesen Alterungsvorgängen zu einer Abnahme der elastischen Fasern, einem Wasserverlust und einer Verminderung der Zellzahl und -aktivität. Bei degenerativen Veränderungen (Arthrose) eines Gelenkes wird das Bewegungsausmaß durch Umbauvorgänge im Bereich des Gelenkes vermindert.

Hormonelle Unterschiede sind für die bessere Dehnfähigkeit der Muskulatur, Sehnen und Bänder beim weiblichen Geschlecht verantwortlich.

Die *Temperatur* des aktiven Bewegungsapparates beeinflußt direkt die Beweglichkeit. Eine Temperaturerhöhung durch aktives Aufwärmen (Einlaufen) oder passives Aufwärmen (erhöhte Außentemperatur, heißes Bad) verbessert die Dehnfähigkeit. Die aktive Form des Aufwärmens ist der passiven vorzuziehen. Zu jedem Beweglichkeitstraining gehört ein genügendes Aufwärmen.

Die Beweglichkeit ist *tageszeitlichen Schwankungen* unterworfen. Sie ist am Morgen deutlich schlechter als zu den anderen Tageszeiten.

Bei *physischer* und *psychischer Ermüdung* ist die Beweglichkeit vermindert. Die Gründe dazu liegen in der veränderten Muskelsteuerung und lokal in der Abnahme der energiereichen Phosphate, die sowohl für die Kontraktion wie auch für die Entspannung des Muskels gebraucht werden.

Im frühen Schulkindalter ist die Beweglichkeit normalerweise auch ohne entsprechendes Training gut. Aber bereits ungefähr vom 10. Lebensjahr an nimmt die Beweglichkeit ohne Training ab. Deshalb ist das Ziel des Beweglichkeitstrainings – im Gegensatz zum Training der anderen Konditionsfaktoren – nicht unbedingt in einer Verbesserung, sondern vielmehr im Entgegenwirken einer »negativen« Entwicklung zu sehen.

Der Muskel – Aufbau und Eigenschaften

Der Anteil der Skelettmuskulatur am Gesamtkörpergewicht
beträgt 40–50 %. Die Muskulatur ist so mit Abstand das größte
Organ des Menschen. Ihre Hauptaufgabe ist das Entwickeln von
Kraft. Die dazu nötige Kontraktion wird durch die spezielle
Feinstruktur des Muskels ermöglicht (Abb. 7).

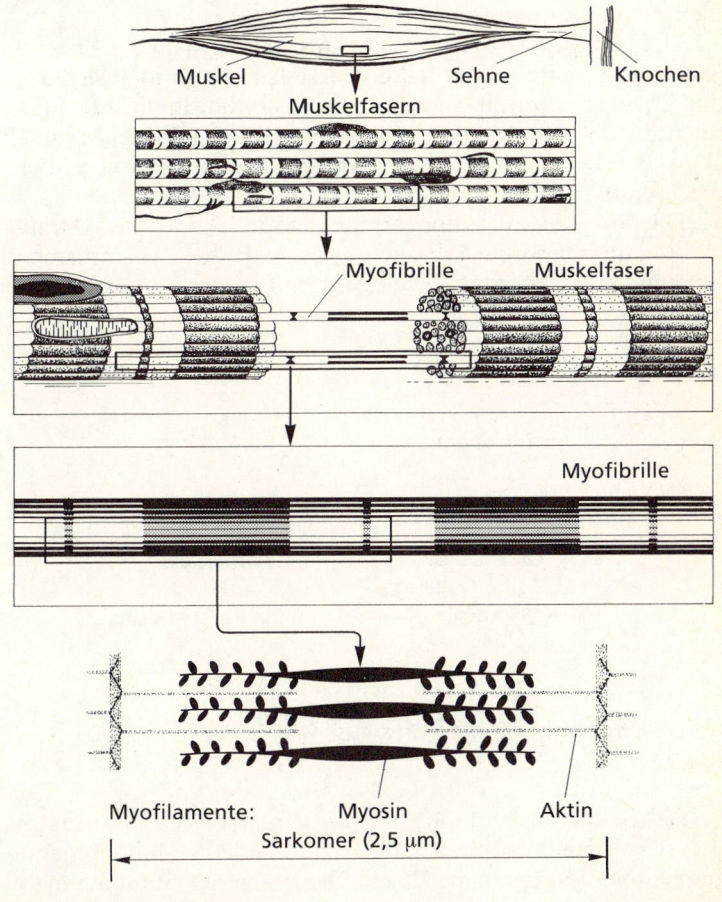

Abb. 7   Aufbau des Muskels

Der normale Skelettmuskel besteht aus einem Muskelbauch und den beidseits anschließenden Sehnen, die im Knochen verankert sind. Die Grundeinheit des Muskels ist die Muskelfaser. Sie kann je nach Muskel eine Länge von wenigen bis vielen Zentimetern erreichen. Durch elastische und nichtelastische bindegewebige Fasern werden die einzelnen Muskelfasern zu Muskelbündeln zusammengeschlossen. Die Muskelfasern bestehen aus einer Großzahl von Myofibrillen, die lichtmikroskopisch durch ihre Streifenzeichnung auffallen. Diese Querstreifung wird durch die regelmäßige Anordnung der kontraktilen Elemente – der *Sarkomere* – hervorgerufen.

Elektronenmikroskopisch lassen sich innerhalb der einzelnen Sarkomere weitere Einzelheiten darstellen. Es handelt sich dabei um Eiweißstrukturen – Myofilamente –, die durch ihre Eigenschaften den Kontraktionsmechanismus des Muskels ermöglichen. Bei den Myofilamenten wird das dünne *Aktin* vom dickeren *Myosin* unterschieden.

Die Muskelkontraktion erfolgt dadurch, daß die Aktinfilamente unter Energieverbrauch zwischen die Myosinfilamente hineingezogen werden. Dies führt zu einer Verkürzung des Sarkomers (Abb. 8).

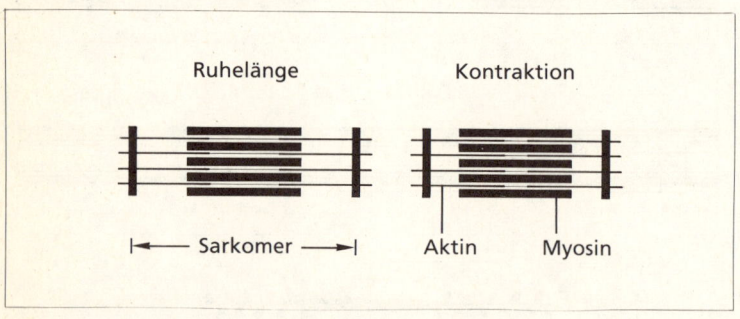

Abb. 8   Kontraktionsmechanismus

Das Sarkomer ist die *kleinste funktionelle Einheit* des Muskels. Da sich immer eine große Anzahl solcher hintereinander geschalteter Einheiten gleichzeitig kontrahieren, summieren sich die kleinen Bewegungsausschläge zu einer größeren Bewegung.

Nach dem unterschiedlichen Gehalt an Enzymen für die Energiebereitstellung (z. B. Myosin-ATPase), dem Aufbau der Myosin-Filamente und der Art der nervösen Versorgung (Impulsmuster der Motoneurone) lassen sich zwei verschiedene *Muskelfasertypen* unterscheiden:

Fasertyp I (»slow twitch«, ST- oder rote Fasern):

Diese Fasern zeichnen sich durch eine langsamere Kontraktionsgeschwindigkeit, einen aeroben Stoffwechsel mit entsprechender Enzymausstattung und einer großen Ermüdungsresistenz aus. Tonische Muskeln enthalten normalerweise einen höheren Prozentanteil dieses Fasertyps. Generell haben gut trainierte Ausdauersportler wie Radfahrer, Langstreckenläufer und Skilangläufer einen größeren Anteil an Typ-I-Fasern.

Fasertyp II (»fast twitch«, FT- oder weiße Fasern):

Diese Fasern zeichnen sich durch eine schnelle Kontraktionsgeschwindigkeit, einen anaeroben Stoffwechsel und eine kleine Ermüdungsresistenz aus. Phasische Muskeln enthalten einen größeren Anteil an Typ-II-Fasern. Sowohl die Maximalkraft wie auch die Schnellkraft stehen in direkter Beziehung zum prozentualen Anteil dieses Fasertyps. Einen hohen Anteil an Typ-II-Fasern haben z. B. Sprinter, Gewichtheber, Weit- und Hochspringer.

Die individuelle Verteilung dieser zwei Fasertypen ist zu einem Teil angeboren, zu einem anderen Teil abhängig von der Beanspruchungsform der Muskulatur. Die Umwandlung von Typ-II-Fasern zu Typ-I-Fasern ist durch Ausdauertraining wesentlich leichter zu erzielen als umgekehrt die Umwandlung von Typ-I-Fasern zu Typ-II-Fasern durch Kraft- oder Intervalltraining. Ein guter Langstreckenläufer wird deshalb kaum je ein guter Sprinter. Ein Sprinter dagegen kann auf Kosten seiner Schnelligkeit sein Dauerleistungsvermögen entscheidend verbessern.

Den Muskeln kommen, bedingt durch den speziellen Aufbau aus kontraktilen Elementen (Sarkomeren) und bindegewebigen Anteilen, sowohl *kontraktile* wie auch *elastische* Eigenschaften zu. Die Sehnen zeigen durch ihren Aufbau aus straffem Bindegewebe nur eine geringgradige Elastizität. Beiden Strukturen ist eigen, daß sie sich bis zu einem gewissen Grade deformieren lassen, sich also *plastisch* verhalten: Wird ein Muskel oder eine Sehne nach einer Dehnung entlastet, so bleibt für eine gewisse Zeit ein Längengewinn – Dehnungsrückstand – bestehen.

Werden ein Muskel, eine Sehne oder ein Band über den physiologischen Bereich hinaus gedehnt, kommt es zu einer Verletzung der entsprechenden Struktur. Beim Beweglichkeitstraining sind diese Grenzen zu beachten.

Der Muskel und seine Steuerung

Die Muskulatur kann zwei Funktionen ausüben:

1. Haltefunktion,
2. Bewegungsfunktion

Damit die Muskeln diesen unterschiedlichen Anforderungen gerecht werden können, braucht es ein ausgeklügeltes Steuerungs- und Regelungssystem. Diese steuernden Prozesse lassen sich als Regelkreis darstellen (Abb. 9).

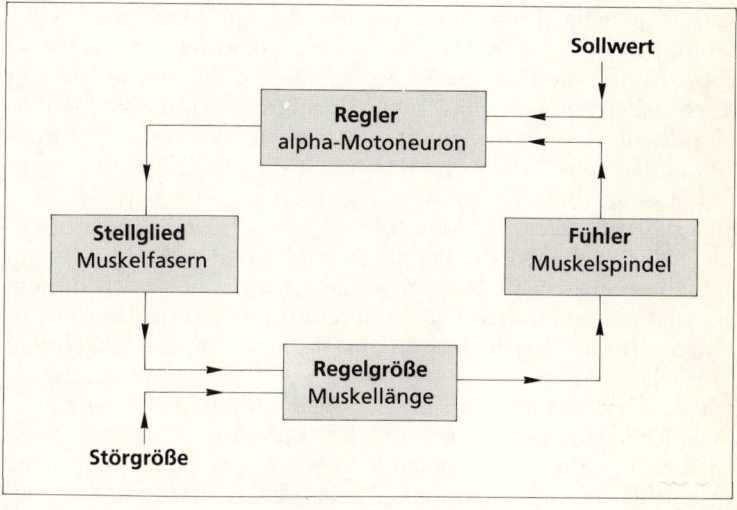

Abb. 9   Regelkreis der Muskelsteuerung

Die *Haltefunktion* verlangt, daß der Muskel seine Länge trotz von außen angreifender Kräfte konstant halten kann. Die Muskellänge wird durch einen Fühler (*Muskelspindel*) gemessen und die entsprechende Information an einen Regler (*-Motoneuron* im Rückenmark) weitergeleitet. Dieser Regler nimmt über die Muskelfasern die nötige Längenkorrektur vor.

Die *Bewegungsfunktion* der Muskulatur erfordert zur Steuerung einen ähnlichen Regelkreis. Dieser muß sich der sich ändernden Muskellänge und Muskelspannung anpassen können. Dies geschieht über eine kontinuierliche Verstellung des Sollwertes.

Um Länge und Spannung des Muskels zu messen, finden sich sowohl in den Muskeln wie in den dazugehörenden Sehnen spezielle Fühler (Rezeptoren): im Muskel die *Muskelspindeln*, in der Sehne die *Golgi-Sehnenkörper*.

Die im Muskel parallel zu den Muskelfasern liegenden *Muskelspindeln* registrieren Längenänderungen des Muskels. Diese Information wird über schnell leitende Nervenfasern an die dazugehörenden α-Motoneurone im Vorderhorn des Rückenmarkes geleitet. Dieser Reiz bewirkt dort eine Erregung dieser Motoneurone. Dadurch wird eine Muskelkontraktion ausgelöst. Diese Kontraktion hat zur Folge, daß die Dehnung und Reizung der Muskelspindeln aufhört. Der Regelkreis ist unterbrochen, es wird keine weitere Information über die Nervenfasern ins Rükkenmark geleitet. Die Kontraktion des Muskels läßt nach. Dieser durch eine Muskeldehnung ausgelöste Vorgang wird als *Dehnungsreflex* bezeichnet (Abb. 10).

Viele in der Medizin diagnostisch verwendete Reflexe (Achillessehnenreflex, Patellarsehnenreflex u. a.) laufen nach diesem Schema ab. Aber auch jede andere kurz dauernde Muskeldehnung verursacht reflektorisch eine Kontraktion des gedehnten Muskels – z. B. beim Wippen und Federn in der Schwunggymnastik –. Diese reflektorische Muskelkontraktion läßt eine optimale Muskeldehnung nicht zu. Beim *passiven statischen Dehnen* wird durch die gleichmäßige Steigerung der Dehnung ohne ruckartige Bewegungen das Auslösen des Dehnungsreflexes verhindert. Der Muskel kann dann unter besten Verhältnissen gedehnt werden.

Die Information der Muskelspindeln wird nicht nur an die α-Motoneurone des zugehörigen Muskels, sondern gleichzeitig über eine dazwischen geschaltete Nervenzelle auch an die α-Motoneurone seiner Gegenspieler (Antagonisten) weitergegeben. Dabei werden diese Motoneurone und damit die Antagonisten gehemmt: *reziproke Hemmung der Antagonisten.*

So wird bei der Anspannung eines Beugers die zugehörige Streckmuskulatur, bei Aktivierung des Streckers die zugehörige

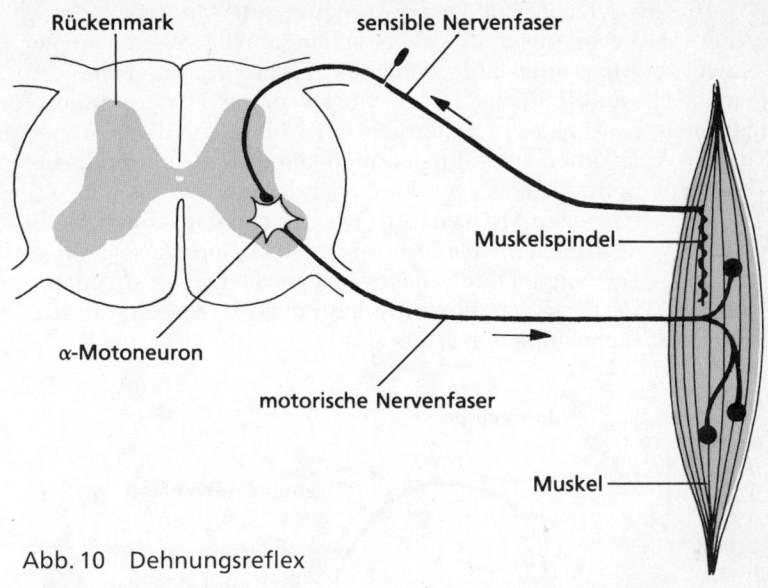

Rückenmark

sensible Nervenfaser

Muskelspindel

α-Motoneuron

motorische Nervenfaser

Muskel

Abb. 10   Dehnungsreflex

Beugemuskulatur entspannt. Dieser Mechanismus zur Muskelentspannung wird beim *aktiven statischen Dehnen* ausgenützt.

Im Übergang zwischen Muskel und Sehne liegen die *Golgi-Sehnenkörper*. Sie werden dann erregt, wenn die Spannung im Muskel und somit in der Sehne stark ansteigt. Diese Information wird ebenfalls über Nervenfasern und dazwischen geschaltete Nervenzellen an die α-Motoneurone im Rückenmark weitergeleitet. Diese Motoneurone werden *gehemmt* und die Muskelkontraktion wird abgeschwächt. Eine Entspannung des Muskels und der Sehne sind die Folge. Dieser Vorgang wird als *Eigenhemmung* bezeichnet.

Die Eigenhemmung dient zusammen mit anderen neurophysiologischen Vorgängen auf der Rückenmarksebene zur Erklärung der *postisometrischen Hemmung*. Dabei kommt es nach einer isometrischen Spannung des Muskels zu einer kurzdauernden Muskelentspannung. Diese Entspannungsphase kann zur optimalen Dehnung diese Muskels ausgenützt werden – *Anspannungs-Entspannungs-Dehnen*.

Die bis jetzt geschilderten Vorgänge zur Muskelsteuerung sind für die in unserem Leben verlangten Bewegungsmuster zuwenig anpassungsfähig. Ein zusätzlicher Mechanismus erlaubt, die Empfindlichkeit der Muskelspindeln zu verändern. Spezielle Muskelfasern innerhalb der Muskelspindeln können durch Anspannen oder Entspannen die Fühler empfindlicher oder unempfindlicher gegen Längenänderungen einstellen.

Diese speziellen Muskelfasern werden ebenfalls durch motorische Nervenzellen im Vorderhorn des Rückenmarkes – γ-*Motoneurone* – gesteuert. Durch dieses Reglersystem, der sogenannten γ-*Schleife*, kann sich die Muskulatur den vielfältigen Anforderungen bestens anpassen (Abb. 11).

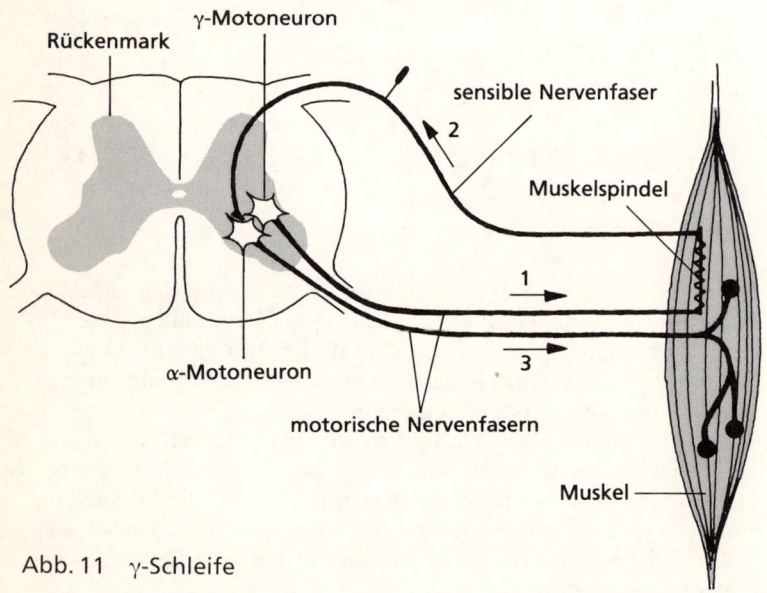

Abb. 11   γ-Schleife

1 Aktivierung der Muskelfasern innerhalb der Muskelspindel durch das γ-Motoneuron.
2 Rückmeldung der Längenänderung der Muskelspindel über die sensible Nervenfaser an das α-Motoneuron. Das α-Motoneuron wird erregt.
3 Leitung der Erregung über die motorische Nervenfaser an den Muskel. Dadurch wird eine Muskelkontraktion ausgelöst.

Die Muskelsteuerung spielt sich natürlich nicht nur auf der Ebene Rückenmark und Muskel ab. Hier laufen wohl die rein reflektorischen Vorgänge ab, die bei den verschiedenen Dehnungstechniken ausgenützt werden. Dieser Ebene übergeordnet sind die Zentren des Gehirns. Sie werden jeweils aktivierend oder hemmend Einfluß nehmen.

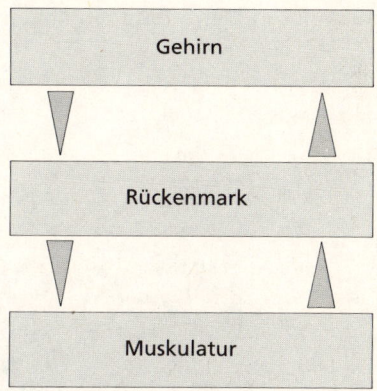

Die motorische Hirnrinde ist vor allem für die Willkürmotorik, der Hirnstamm für die Stützmotorik verantwortlich. Diese Zentren wiederum sind verbunden mit anderen Hirnstrukturen, so daß z. B. – was in unserem Zusammenhang ganz wesentlich ist – auch die jeweilige psychische Verfassung Einfluß auf den Spannungszustand der Muskulatur nimmt. Dies gilt es bei der Dehngymnastik sicher mitzuberücksichtigen.

Wie dehnen?

Grundsätzlich lassen sich zwei verschiedene Methoden der Dehngymnastik unterscheiden. Die eine ist die Schwunggymnastik – *dynamisches Dehnen* –, die andere das Stretching – *statisches Dehnen* –. Innerhalb der statischen Methode werden abhängig von der Ausführungsart die passiven statischen Dehnübungen von den neuromuskulären Dehnübungen abgetrennt.

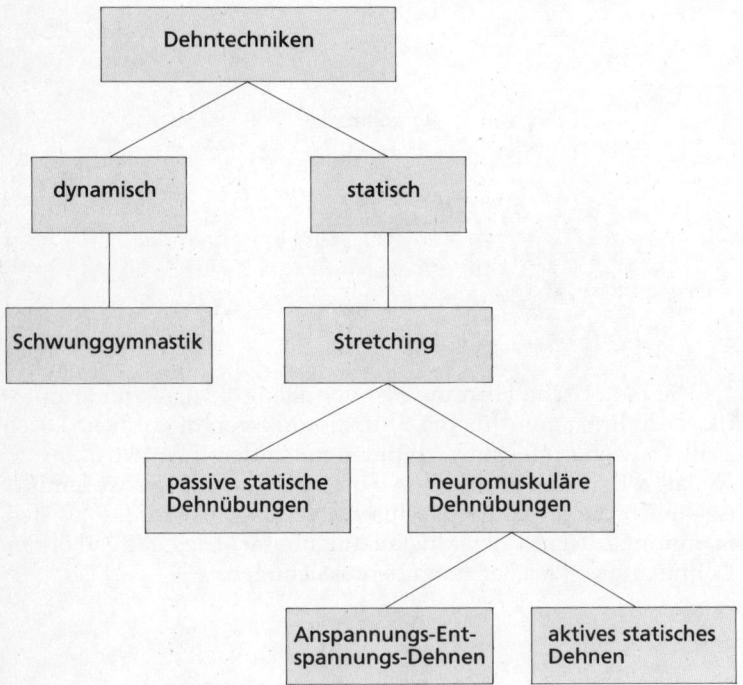

Dynamische Dehntechnik

Das dynamische Dehnen ist die in der Sportgymnastik heute noch am häufigsten praktizierte Form. Durch Wippen, Federn und Schwingen wird versucht, die entsprechenden Muskeln möglichst weit zu dehnen und einen größeren Bewegungsumfang der Gelenke zu erreichen. Die ruckartige, kurzdauernde Dehnung der Muskeln führt zum Auslösen des Dehnungsreflexes. Dieser Reflex bewirkt eine sofort eintretende Muskelkontraktion, die der Dehnung entgegenwirkt. Dieser neurophysiologische Mechanismus verhindert so eine optimale Dehnung der Muskulatur. Deshalb wird auf diese Methode der traditionellen Sportgymnastik bei den praktischen Übungsbeispielen nicht eingegangen.

Statische Dehntechniken

Diese Art des Dehnens – *Stretching* – kann entweder rein passiv oder aber unter Ausnützung neuromuskulärer Vorgänge zum vollständigen Entspannen des zu dehnenden Muskels erfolgen.

Passive statische Dehnübungen

Beim rein passiven statischen Dehnen – dem Stretching in seiner bekanntesten Ausführungsform – wird der Muskel nach Einnehmen der Dehnstellung durch eine nur noch kleine Änderung der Position weiter gedehnt. Diese Positionsänderung kann durch die Schwerkraft, eigene Muskelkraft, einen Partner oder auch ein Gerät bewirkt werden. Wird bei der eigenen Muskelkraft ausschließlich der Antagonist (Gegenspieler) eingesetzt, entspricht dies dem weiter hinten beschriebenen aktiven statischen Dehnen.

Durch Verändern der Dehnstellung kommt es zu einer allmählichen Zunahme des Widerstandes. Es wird in der Stellung verblieben, in der das Dehngefühl noch angenehm ist. Ein leichtes Ziehen im Muskel ist erlaubt, Schmerzen dürfen aber nicht auftreten. Sie wären Zeichen einer zu starken und schädlichen Dehnung. Das richtige Spannungsgefühl kann nur nach einiger Erfahrung richtig beurteilt werden. Dehnen muß deshalb erlernt werden. Die Intensität ist individuell zu wählen. Stretching ist *keine* Wettkampfdisziplin.

Ziel dieses langsamen Dehnens ist es, ein Auslösen des Dehnungsreflexes nach Möglichkeit zu vermeiden und so die Dehnung an einem entspannten Muskel und ohne reflektorisch ausgelöste, störende Muskelkontraktionen durchführen zu können.

Über die Dauer der Dehnphase finden sich unterschiedliche Angaben, die sich in der Zeitspanne von Sekunden bis Minuten bewegen. Eine Dauer von 15–30 Sekunden ist für eine wirksame Dehnung ausreichend.

Während der Dehnphase muß der normale Atemrhythmus beibehalten werden. Die Dehnung der Muskulatur kann nur dann optimal erfolgen, wenn auch der allgemeinen Entspannung genügend Beachtung geschenkt wird.

Neuromuskuläre Dehnübungen

Bei diesen Dehnmethoden werden neurophysiologische Vorgänge bewußt zur Entspannung der Muskulatur eingesetzt. Die Dehnung kann so unter besten Bedingungen stattfinden. Dabei werden einerseits die *postisometrische Hemmung,* andererseits die *reziproke Hemmung der Antagonisten* ausgenützt. Diese neurophysiologischen Mechanismen sind auf S. 124 und 125 näher beschrieben.

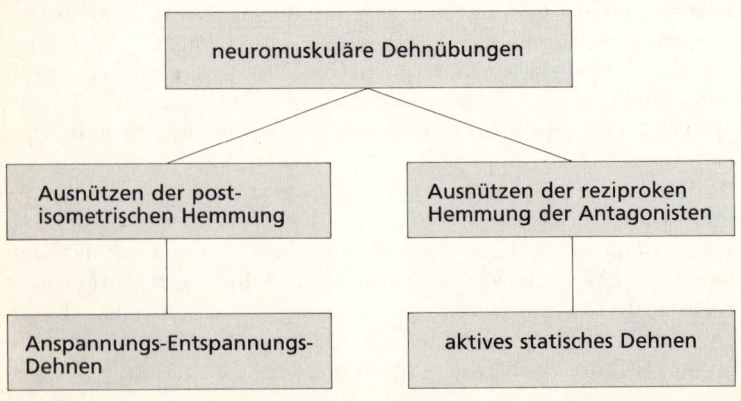

Anspannungs-Entspannungs-Dehnen

In der Dehnstellung wird der Muskel während 3–7 Sekunden
isometrisch angespannt. In der dieser Anspannung folgenden
Phase der Muskelentspannung (*postisometrische Hemmung*) wird
gleich wie beim passiven statischen Dehnen die Dehnstellung
verstärkt und 10 Sekunden gehalten. Aus dieser nun erreichten
Dehnstellung wird der ganze Vorgang mit isometrischem Spannen, Entspannen und Dehnen wiederholt.

Diese Form des Dehnens dient als therapeutische Maßnahme, wenn es darum geht, verkürzte Muskeln wieder auf eine
normale Länge zu dehnen. Für die tägliche Gymnastik des
gesunden Sportlers wird das passive statische Dehnen zum
Erhalten einer normalen Muskellänge genügen.

Aktives statisches Dehnen

Der zu dehnende Muskel wird durch Kontraktion seiner Antagonisten (Gegenspieler) *aktiv* in eine Dehnstellung gebracht.
Dadurch wird der Muskel reflektorisch gehemmt (*reziproke Hemmung*). Durch die so erzielte muskuläre Entspannung kann eine
optimale Dehnung erfolgen. Die Dauer der Dehnphase beträgt
10–20 Sekunden.

Wann dehnen?

Grundsätzlich gehören Dehnübungen zum Vorbereiten jeder sportlichen Betätigung, gehören als wichtige Regenerationsmaßnahme ins abschließende Auslaufprogramm und sind unbestrittener Bestandteil eines jeden Beweglichkeitstrainings. Daneben wird eine alltägliche Gymnastik – am Morgen nach dem Aufstehen, am Arbeitsplatz oder einfach so zwischendurch – mehrheitlich aus Stretchingübungen bestehen.

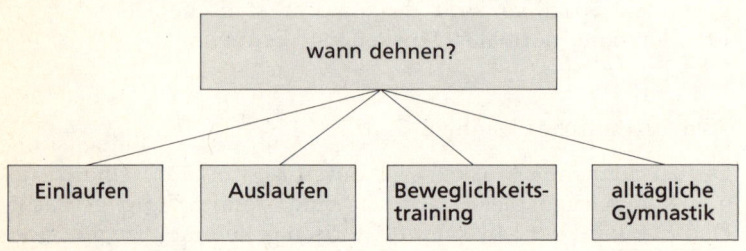

Die *Intensität* des Dehnens hat sich nach der jeweiligen Situation zu richten. Sie wird bei aufgewärmter Muskulatur größer sein als bei noch kalten oder bereits ermüdeten Muskeln.

Bevor beim Einlaufen mit einer Dehngymnastik oder beim Beweglichkeitstraining mit Dehnübungen begonnen wird, muß die Muskulatur durch Laufen, Hüpfen, Radfahren oder ähnliche Übungen aktiv aufgewärmt werden.

Am Ende einer körperlichen Leistung gehören sorgfältig dosierte Dehnübungen zu den wichtigsten *Regenerationsmaßnahmen*. Dabei geht es darum, die ermüdete Muskulatur wieder auf eine normale Länge aufzudehnen, und nicht darum, eine zusätzliche Verbesserung der Beweglichkeit zu erreichen. Dies ist Aufgabe der Dehngymnastik im Rahmen des Beweglichkeitstrainings und erfolgt bei nicht ermüdeter Muskulatur. Nach einer intensiven körperlichen Belastung soll die Muskeldehnung als Erholungsmaßnahme auch an den folgenden Tagen mit großer Aufmerksamkeit ausgeübt werden.

Die Wichtigkeit des Stretchings nach einem Krafttraining hat eine schwedische Studie deutlich zeigen können: Bei einem

Krafttraining der Beine ohne anschließende Dehngymnastik blieb das Bewegungsausmaß der großen Gelenke der unteren Extremitäten für 2–3 Tage eingeschränkt. Wurden dagegen sofort nach dem Krafttraining die entsprechenden Muskeln gedehnt, blieb der Bewegungsumfang normal (*Möller* 1981).

Die Dehngymnastik sollte pro Woche mindestens 2- bis 3mal während 15 Minuten im Trainingsplan eingebaut sein. Bei intensiverem Training wird die Häufigkeit und Dauer entsprechend vermehrt. Nur *regelmäßiges* Dehnen bringt den gewünschten Erfolg.

Als unmittelbare Vorbereitung auf einen Wettkampf ist das Stretching weniger geeignet. Um die richtige Grundspannung der Muskulatur zu erhalten und den im Wettkampf nötigen Bewegungsumfang zu gewährleisten, muß die Muskulatur auch dynamisch gedehnt werden (Zweckgymnastik).

Frisch verletzte Muskeln dürfen *nicht* gedehnt werden, solange die Gefahr einer Verschlimmerung der Verletzungsfolgen besteht. Der Zeitpunkt des Wiederbeginnes einer angepaßten und genau dosierten Dehngymnastik muß vom Arzt oder Therapeuten bestimmt werden. Bei Bandverletzungen ist darauf zu achten, daß beim Dehnen Übungen ausgewählt werden, die die verletzte Struktur nicht beanspruchen.

Eine Verletzung am Bewegungsapparat darf aber *nie* dazu führen, daß überhaupt keine Gymnastik mehr gemacht wird. Von der Dehngymnastik sind nur die verletzten Körperteile auszuschließen. Der Rest funktioniert normal und muß im Sinn eines *Ersatztrainings* weiter normal beansprucht werden, um den erreichten Leistungsstand nach Möglichkeit zu erhalten. Nur so ist ein früher und gefahrloser Wiedereinstieg in die sportliche Betätigung möglich.

Wie kräftigen?

Grundlagen

Jede Muskelkontraktion produziert Kraft. Diese Kraft kann eingesetzt werden, um Widerstände zu überwinden oder ihnen entgegenzuwirken. Je nach Ausmaß und Zeitdauer der entwickelten Kraft lassen sich 3 Arten unterscheiden:

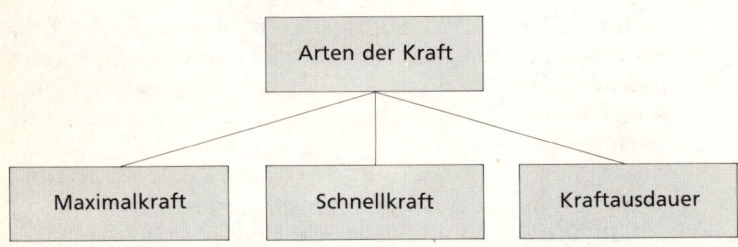

Die Maximalkraft ist die größtmögliche Kraft, die willkürlich gegen einen Widerstand ausgeübt werden kann. Sie ist abhängig vom Muskelquerschnitt und von der intramuskulären Koordination. Der *Muskelquerschnitt* wird bestimmt durch die Anzahl und die Dicke der Muskelfasern. Die *intramuskuläre Koordination* bezieht sich auf die nervöse Steuerung der Muskulatur. Eine maximale Kraftentwicklung wird dann erreicht, wenn sich die einzelnen Muskelfasern innerhalb eines Muskels synchron kontrahieren.

Mit *Schnellkraft* wird die Fähigkeit bezeichnet, Kraft möglichst explosiv zu entwickeln und über den ganzen Bewegungsumfang beizubehalten. Damit werden der eigene Körper, Körperteile oder aber Geräte mit hoher Geschwindigkeit bewegt. Sie ist hauptsächlich abhängig von der intramuskulären Koordination.

Unter *Kraftausdauer* wird die Ermüdungswiderstandsfähigkeit gegen langdauernde oder sich wiederholende Kraftleistungen verstanden. Sie wird bestimmt durch die Maximalkraft und die anaerobe Ausdauer.

Die Muskelarbeit kann überwindend – *konzentrisch* –, nachgebend – *exzentrisch* –, verharrend oder in einer Kombination davon erfolgen.

Entsprechend den Bedingungen, unter denen die Muskelkontraktion erfolgt, wird von *isometrischer, isotonischer* oder *auxotonischer* Kontraktionsform gesprochen. Diese Ausdrücke leiten sich von der jeweiligen Änderung der Muskellänge und Muskelspannung ab.

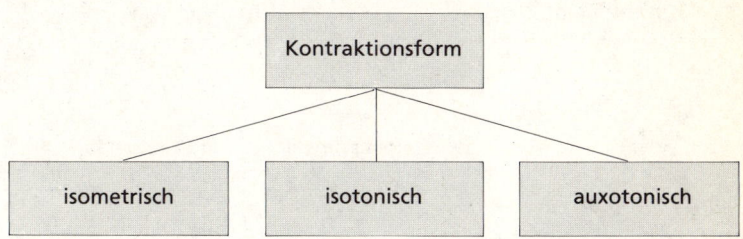

Bei der *isometrischen* Muskelkontraktion bleibt die Muskellänge konstant, die Muskelspannung verändert sich. Die Muskelkontraktion ist *isotonisch,* wenn die Spannung des Muskels über den ganzen Bewegungsumfang gleich bleibt und sich nur die Muskellänge verändert. Bei der *auxotonischen* Muskelkontraktion verändern sich sowohl die Muskelspannung wie auch die Muskellänge.

Krafttraining

Die Krafttrainingsmethoden lassen sich in dynamische und statische Formen unterteilen. *Dynamisches Krafttraining* heißt, daß das Training mit Bewegung erfolgt. Beim *statischen Krafttraining* wird Haltearbeit oder Widerstand ohne Bewegung geleistet.

Die gebräuchlichsten Methoden des Krafttrainings sind:

Dynamisch schnelles Krafttraining: Die einzelnen Wiederholungen werden mit hohem bis maximalem Krafteinsatz ausgeführt. Die Methode des dynamisch schnellen Krafttrainings kann zur Steigerung aller Kraftarten verwendet werden. Je nach gewünschtem Trainingseffekt sind die Anzahl Wiederholungen und die Belastung unterschiedlich zu wählen (Tabelle 3).

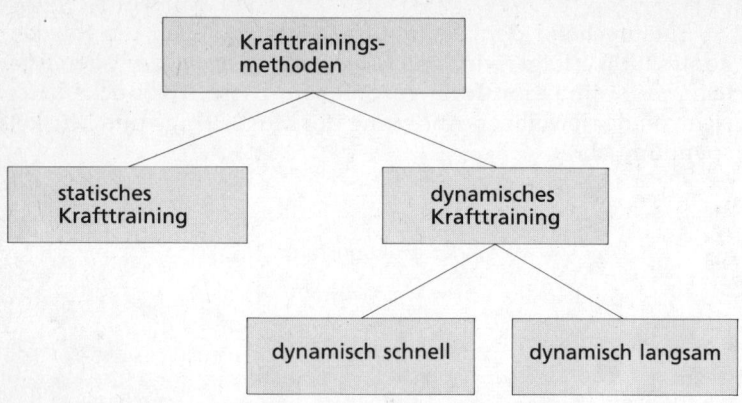

Tabelle 3   Krafttrainingsmethoden, Anwendungsbereiche,
Wiederholungszahlen und Belastungen

Krafttrainings-methode	Anwendungsbereiche	Wieder-holungen	Be-lastung %
dynamisch schnell	– Maximalkraft		
	– intramuskuläre Koordination	1–5	85–100
	– Muskelquerschnitt	6–12	70–85
	– Schnellkraft	10–15	30–60
	– Kraftausdauer	20–60	30–50
dynamisch langsam (isokinetisch)	– Maximalkraft		
	– Muskelquerschnitt	8–12	50–70
	– Kraftausdauer	10–20	30–50
statisch (isometrisch)	– Maximalkraft		
	– intramuskuläre Koordination	3–5 sec	90–100
	– Muskelquerschnitt	6–10 sec	70–90
	– Kraftausdauer	30–120 sec	30–50

Dynamisch langsames Krafttraining: Die Bewegung ist langsam und gleichmäßig (dosierter Krafteinsatz). Diese Trainingsmethode wird auch als isokinetisches Krafttraining bezeichnet. Das dynamisch langsame Krafttraining eignet sich zur Steigerung des Muskelquerschnitts und der Kraftausdauer (Tabelle 3). Es ist nicht geeignet zur Verbesserung der Schnellkraft.

Statisches Krafttraining: Die maximale statische oder isometrische Kraftentwicklung gegen einen festen Widerstand verbessert die statische Maximalkraft. Zur Verbesserung der statischen Kraftausdauer wird eine submaximale Muskelanspannung von längerer Dauer gewählt (Tabelle 3). In den meisten Sportarten hat das statische Krafttraining eine untergeordnete Bedeutung, weil es bewegungsfremd ist und die Koordination dadurch nicht gefördert wird. Es hat am ehesten seinen Platz beim Training der Rumpfmuskulatur, weil diese ebensosehr als Halte- wie als Bewegungsmuskulatur eingesetzt wird.

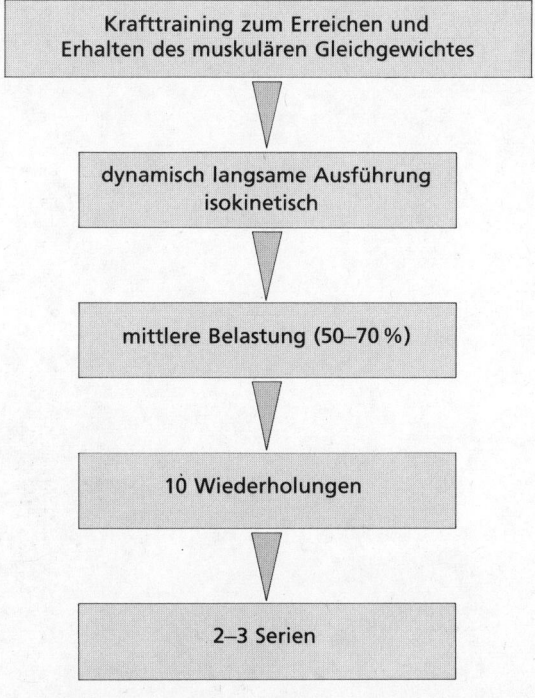

Krafttraining zum Erreichen und Erhalten des muskulären Gleichgewichtes

dynamisch langsame Ausführung isokinetisch

mittlere Belastung (50–70 %)

10 Wiederholungen

2–3 Serien

Zum Erreichen und Erhalten einer muskulären Balance eignet sich das *dynamisch langsame (isokinetische) Krafttraining* am besten.

Pro Trainingseinheit werden zwei bis drei Serien an 10 Wiederholungen mit einer mittleren Belastung von 50–70 % durchgeführt. Es kommt damit unter Vergrößerung des Muskelquerschnittes zu einer Verbesserung der Maximalkraft.

Bei unseren Übungsbeispielen mit einem Partner erfolgt die Muskelarbeit bei den meisten Übungen sowohl überwindend (konzentrisch) wie auch nachgebend (exzentrisch). Ähnliche Übungen lassen sich auch ohne Partner mit Hilfe des eigenen Körpergewichtes oder eines Gerätes (Gewicht, Kraftmaschine, Gummischlauch) durchführen.

Warum Dehn- und Kräftigungsgymnastik?

Um die hier vorgestellte Gymnastik auch mit einer genügenden Motivation durchführen zu können, ist sicher die Frage nach dem »Warum« zu beantworten. Obwohl wissenschaftliche Arbeiten zum Thema »Stretching« nicht allzu zahlreich vorliegen, sind die Vorteile einer solchen Gymnastik gut belegt. Sie lassen sich unter vier Stichworten zusammenfassen:

– wirksames Beweglichkeitstraining,
– Vorbeugen von Sportverletzungen und Sportschäden,
– optimale Trainierbarkeit der Muskulatur,
– therapeutische Maßnahme bei Problemen des Bewegungsapparates.

Beweglichkeitstraining

Statische Dehnübungen sind den dynamischen Formen mit Wippen und Federn klar an Wirksamkeit überlegen (*Wallin* 1985). Stretching-Übungen gehören als wesentlicher Bestandteil zu jedem Beweglichkeitstraining. Die Beweglichkeit als Konditionsfaktor ist bei vielen Sportdisziplinen leistungsbestimmend.

Eine Untersuchung bei Skirennfahrern belegt eine deutliche Verbesserung der Beweglichkeit und Abnahme der muskulären Dysbalancen nach Einführen des Stretching in die tägliche Gymnastik. Fanden sich vor der gezielten Instruktion der Dehngymnastik praktisch bei jedem Athleten verkürzte und abgeschwächte Muskeln, war das Resultat 4 Jahre später unter regelmäßig durchgeführtem Stretching viel günstiger (*Spring* 1981, 1985, *Schmid* 1983).

Vorbeugen von Sportverletzungen und Sportschäden

Eine muskuläre Dysbalance setzt die Belastbarkeit des Bewegungsapparates herab: Durch Verkürzung und Abschwächung von Muskelgruppen kann es zu einer ungünstigen Belastung von Gelenken und somit zu einer *Überlastung des Gelenkknorpels* kommen (*Dietrich* 1985). Als Beispiel sei die Mehrbelastung der Gelenkfläche auf der Kniescheibenrückseite durch eine regionale muskuläre Dysbalance mit verkürztem M. rectus femoris (gerader Schenkelmuskel) und abgeschwächtem M. vastus medialis (innerer Schenkelmuskel), der für die Stabilisierung der Kniescheibe äußerst wichtig ist, erwähnt.

Sehnen von verkürzten Muskeln reagieren oft mit einer *Sehnenansatzentzündung* (Insertionstendinose). Der Grund dafür ist vor allem in der ständigen Mehrbelastung der Sehnenansatzstellen durch die verkürzte Muskulatur zu suchen. Gerade in Sportarten, bei denen gewisse Sehnenansätze speziell stark beansprucht werden, muß die entsprechende Muskulatur optimal dehnfähig sein. Ein typisches Beispiel dazu ist der Leistenschmerz des Fußballers bei verkürzter Adduktorenmuskulatur.

Durch die muskuläre Dysbalance werden die Statik und Dynamik der Wirbelsäule gestört. Die Verkürzung des M. iliopsoas (Lenden-Darmbein-Muskel), des M. erector spinae (Rückenstrecker) und des M. rectus femoris (gerader Schenkelmuskel) sowie die Abschwächung der Bauch- und Gesäßmuskulatur führen zu einer Beckenkippung nach vorne mit Verstärkung des hohlen Kreuzes. Die dadurch verminderte Belastbarkeit der Wirbelsäule wird sich oft mit Schmerzen und später mit Abnützungserscheinungen bemerkbar machen. Es gilt, diesen ungünstigen Zustand durch frühzeitiges gezieltes Dehnen und Kräftigen zu vermeiden (*Weber* 1985).

Verkürzte und somit schlecht dehnbare Muskeln sind bei unkontrollierten Bewegungen hohen Belastungen ausgesetzt, welche deren Belastbarkeit überschreiten können. Muskelzerrungen, Muskelfaserrisse und sogar Muskelrisse sind die Folge. Umgekehrt kann es durch das gestörte Entspannungsverhalten der verkürzten Muskulatur zu einer Überlastung und Verletzung des sich kontrahierenden Antagonisten kommen. Im Falle des verkürzten Kniestreckers könnte dieser Mechanismus zu einer Verletzung der Kniebeuger führen (*Wyssotschin* 1979).

Eine groß angelegte Untersuchung bei 12 schwedischen Fußballmannschaften zeigte deutlich die Wirksamkeit der Stretching-Gymnastik in der Prophylaxe von Sportverletzungen (*Ekstrand* 1983).

Optimale Trainierbarkeit

Ein verkürzter tonischer Muskel kann die maximale Aktivierung seiner phasischen Antagonisten (Gegenspieler) und Synergisten (Mitspieler) hemmen. Es resultiert daraus eine Abschwächung dieser Muskeln. Ein Krafttraining zur Behebung dieses Zustandes kann aber erst dann voll wirksam sein, wenn die Hemmung der maximalen Aktivierung aufgehoben ist. Dazu muß durch ein gezieltes Dehnen eine normale Länge des verkürzten tonischen Muskels erreicht werden.

Durch das Erreichen und Erhalten des muskulären Gleichgewichtes durch regelmäßiges Dehnen und Kräftigen werden für die Muskulatur Bedingungen geschaffen, die eine optimale Trainierbarkeit erlauben. Dies wiederum wird sich in einer Leistungssteigerung ausdrücken.

Therapeutische Maßnahme

Sobald ein muskuläres Ungleichgewicht mit oder ohne Beschwerden festgestellt werden kann, wird die Dehn- und Kräftigungsgymnastik zu einer wirksamen therapeutischen Maßnahme. In der Krankengymnastik wird diese Methode patientengerecht angewandt. Langfristig kann ein Erfolg nur erzielt werden, wenn der Patient motiviert ist, diese Dehn- und Kräftigungsübungen selbständig und regelmäßig durchzuführen (*Schneider* 1984). Die gewünschte Anpassung der Muskulatur wird sich nur über ein regelmäßiges Training einstellen. Diese Trainingstherapie hat sich an die diesbezüglichen Regeln der Trainingslehre zu halten, die in angepaßter Form sowohl für den Sportler wie den Patienten gelten.

Literaturverzeichnis

Adam, K.: Modernes Krafttraining im Sport. Bartels & Wernitz, Berlin 1975

Anderson, B.: Stretching. Shelter Publications, Bolinas, California 1980

Blum, B., F. Wöllzenmüller: Stretching. Bessere Leistungen in allen Sportarten. Sportinform, Oberhaching 1985

Bührle, M.: Grundlagen des Maximal- und Schnellkrafttrainings. Hofmann, Schorndorf 1985

Daniels, L., C. Worthingham: Muskelfunktionsprüfung, 5. Aufl. Fischer, Stuttgart 1985

Dietrich, L., F. Berthold, H. Brenke: Muskeldehnung aus sportmethodischer Sicht. Med. u. Sport 25 (1985) 52–57

Ehlenz, H., M. Grosser, E. Zimmermann: Krafttraining, BLV, Zürich 1983

Ekstrand, J., J. Gillquist, S. O. Liljedahl: Prevention of soccer injuries, Amer. J. Sports Med. 11 (1983) 116–120

Ekstrand, J., J. Gillquist, M. Möller, B. Oeberg, S. O. Liljedahl: Incidence of soccer injuries and their relation to training and team success. Amer. J. Sports Med. 11 (1983) 63–67

Hettinger, T.: Isometrisches Muskeltraining. Thieme, Stuttgart 1983

Howald, H.: Morphologische und funktionelle Veränderungen der Muskelfasern durch Training, Schweiz. Zeitschr. Sportmed. 31 (1984) 5–14

Janda, V.: Muskelfunktionsdiagnostik. VFM, Heidelberg 1979

Kahle, W., H. Leonhardt, W. Platzer: Taschenatlas der Anatomie, Bd. 1, 2. Aufl. Thieme, Stuttgart 1978

Knebel, K. P.: Funktionsgymnastik. Rowohlt, Reinbek 1985

Kunz, H. R., E. Unold: Zielgerichtetes Krafttraining. Trainer-Information 20, Magglingen 1986

Mellerowicz, H., W. Meller: Training, 4. Aufl. Springer, Berlin 1980

Moore, M. A., R. S. Hutton: Electromyographic investigation of muscle stretching techniques, Med. Sci. Sports 12 (1980) 322–329

Möller, M., B. Oeberg, J. Ekstrand, J. Gillquist: The Effect of a Strength Training Program on Flexibility (Abstract). Swedish Society of Sportsmedicine, Are 1981

Schmid, H., H. Spring: Muscular imbalance in skiers, Man. med. 21 (1983) 63–66

Schmidt, R. F.: Grundriß der Neurophysiologie, 4. Aufl. Springer, Berlin 1979

Schneider, W.: Stretching und Isometrics, Roche, Basel 1984

Schneider, W., J. Dvořák, V. Dvořák, Th. Tritschler: Manuelle Medizin, Therapie. Thieme, Stuttgart 1986

Schulz, H.: Stretching. Falken, Niedernhausen 1983

Sölveborn, S. A.: Das Buch vom Stretching. Mosaik, München 1983

Spring, H.: Muskelfunktionsdiagnostik nach Janda, Ergebnisse einer Untersuchung an Skirennfahrern, Schweiz. Zeitschr. Sportmed. 29 (1981) 143–146

Spring, H.: Was bringt das Stretching? Schweiz. Zeitschr. Sportmed. 33 (1985) 21–24

Stegemann, J.: Leistungsphysiologie. 3. Aufl. Thieme, Stuttgart 1984

Tittel, K.: Beschreibende und funktionelle Anatomie des Menschen, 9. Aufl. Fischer, Stuttgart 1981

Uram, P.: The Complete Stretching Book. Anderson World, Mountain View, California 1980

Wallin, D., B. Ekblom, R. Grahn, T. Nordenborg: Improvement of muscle flexibility, a comparison between two techniques. Amer. J. Sports Med. 13 (1985) 263–268

Weber, J., F. Berthold, H. Brenke, L. Dietrich: Die Bedeutung muskulärer Dysbalancen für die Störung der arthromuskulären Beziehungen, Med. u. Sport 25 (1985) 149–151

Weineck, J.: Sportanatomie, 3. Aufl. Perimed, Erlangen 1983

Weineck, J.: Optimales Training, 1. Aufl. Perimed, Erlangen 1980

Wolff, H. D.: Neurophysiologische Aspekte der manuellen Medizin, 2. Aufl. Springer, Berlin 1983

Wyssotschin, I. W.: Die Polymyographie – eine Methode zur Untersuchung des Funktionszustandes des neuromuskulären Systems bei Sportlern, Med. u. Sport 19 (1979) 361–364